Meine

FIBROMYALGIE

Meine

FIBROMYALGIE

sie kam
sie blieb
sie ging

wirklich?

wie ich es durchlebt habe

Erfahrungsbericht zu einer
rätselhaften Krankheit

Bibliografische Information der Deutschen Nationalbibliothek:

Die Deutsche Nationalbibliothek verzeichnet diese Publikation in der Deutschen Nationalbibliografie; detaillierte bibliografische Daten sind im Internet über http://dnb.d-nb.de abrufbar.

1. Auflage: Oktober 2010
Copyright: © 2010 Erika Neeff
Urheberrecht: Erika Neeff
Alle Rechte vorbehalten
Coverbild: © fotoflash / [Fotolia.de]

Herstellung und Verlag:
Books on Demand GmbH, Norderstedt
ISBN: 978-3-8423-2843-3

Inhaltsverzeichnis:

Einleitung

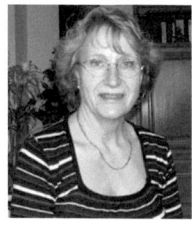
Wer bin ich?

Eine Ehefrau, Mutter und Oma im Alter von 67 Jahren, die in ihrem Leben so allerhand durchgemacht hat und Erinnerungen notiert.

Nicht zu vergessen, die gesundheitlichen Hürden!

Mit einem Erfahrungsbericht über die **„FIBROMYALGIE"**

wie sie kam, wie sie blieb, wie sie ging

schildert die Autorin ihren eigenen Krankheitsverlauf über Jahre. Man fühlt sich mit dieser Krankheit sehr allein gelassen! Basiert die Entstehung eventuell aus vielen aneinander gereihten, schicksalhaften Erlebnissen? Lässt sich ein Zusammenhang ergründen?

Vorwort

Ich kann es nicht glauben,
ich kann es nicht fassen,
ich kann es nicht verstehen …
mein Verstand sagt mir,
ich hab's geschafft!

Eine Odyssee über Jahre hat ihr Ende gefunden:
„Meine Fibromyalgie".

Meine Frage: Warum stelle ich das plötzlich
fest?
Wieso kann ich von heut' auf morgen – ganz
plötzlich – diese Aussage treffen?
Alles war doch so aussichtslos und frustrierend.
Jahrelang habe ich nach Hilfe gesucht.
Keiner konnte mir richtig helfen, nur etwas
lindern.

Wer hat mir im Endeffekt geholfen?
Ich selbst!

Wenn ich so überlege und alles Revue passieren
lasse, tauchen so allerhand Fragen auf:

1. Was ist Fibromyalgie?
2. In welchem Jahr fing es an?
3. Wie hat sich alles bemerkbar gemacht?
4. Wer hat festgestellt, bzw. mir gesagt: „Sie haben Fibromyalgie"?
5. Gab es einen besonderen Anlass, der diese Krankheit auslöste?
6. Wie habe ich mich als ‚Leidende' gefühlt?
7. Wurde mir geholfen?

All diesen Fragen werde ich jetzt mal auf den Grund gehen.
Da taucht schon wieder eine ganz entscheidende Frage auf:
Kann ich das überhaupt ergründen?
‚Können' - kann ich noch nicht beurteilen, aber ein Versuch ist es wert.

Und sollte es mir mit diesen Zeilen gelingen, kann ich eventuell auch andere Betroffene zum Nachdenken bringen, ob es für diese ebenfalls ein Entrinnen aus diesem Dilemma gibt.
Ein Rezept gibt es nicht. Es liegt mir fern Ratschläge oder Belehrungen zu erteilen, jedoch ein „geistiges Eintauchen in die richtige Richtung" kann schon helfen.

Nebenbei noch ein paar Bemerkungen:

Was meine ich mit dem Wort Odyssee?

Antwort:
Mein Leidensweg über einen Zeitraum von etwa
17 Jahren.

Zum Vergleich:
Hat man eine Erkältung so heißt es: drei Tage
kommt sie, drei Tage bleibt sie und drei Tage
geht sie. Das ist also eine absehbare Krankheit.
Nach solchen Strickmustern haben bestimmt
auch die Krankenkassen (oder soll man besser
Gesundheitskassen sagen?) die so genannten
Fallpauschalen eingeführt. Verweildauer im
Krankenhaus zum Beispiel bei Mandeloperation
7 Tage, Blinddarm OP 5 Tage, Magen OP 10
Tage usw. So ein Schwachsinn! Jeder Mensch
und jeder Körper ist doch anders. Sollte da nicht
ein bisschen mehr auf das Individuelle
eingegangen werden?

Je weiter man in das fortgeschrittene Alter
eintritt, wird das Wort „Krankheit" immer öfter
in den normalen Sprachgebrauch integriert. Ist
das nicht komisch?
Plant man eine Einladung mit Freunden und
Bekannten, fällt der Spruch: „Lasst uns mal für
ein paar Stunden gemeinsam gemütlich

beisammen sitzen und plaudern. Aber bitte nicht über Krankheiten".

Aber was für Themen haben wir denn?

Auf der Beliebtheitsskala

Nr. 1 steht „Sex", auf

Nr. 2 „Auto", auf

Nr. 3 „Sport", auf

Nr. 4 „Urlaub" und

danach folgen jedoch meist die nicht im Repertoire ausgehenden „Krankheiten".

Wie fing es bei mir an?

Ich hatte Schmerzen im ganzen Körper. Die Intensität im Auftreten war wechselhaft. Besonders heftig waren die täglichen Attacken im Bereich der Muskeln und der Gelenke - sogar nachts. Ich fühlte mich zunehmend müde und elend. Was tut man in so einem Fall? Man geht zum Arzt!

Dies war etwa im Jahr 1993. Mein Hausarzt war Internist, sehr genau und zuverlässig. Ich hatte sehr großes Vertrauen zu ihm. „So kann es nicht weitergehen, helfen Sie mir bitte Herr Doktor! Ich habe Familie, bin ganztägig berufstätig und fühle mich nicht mehr in der Lage, allen meinen Aufgaben gerecht zu werden." Eingehende Untersuchungen waren die Folge.

Zu meiner Person: Ich befand mich im 52. Lebensjahr und war in zweiter Ehe verheiratet. Mein Mann war derzeit schon fünf Jahre im Ruhestand und beschäftigte sich gerade mit dem Dachausbau und einer umfangreichen Renovierung von unserem Haus, welches er 1960 selbst gebaut hatte. Wir beide hatten uns 1985 kennen gelernt und haben dann 1987 geheiratet. Jeder von uns hatte aus erster Ehe drei Kinder, die mittlerweile alle erwachsen waren. Wir hatten beschlossen gemeinsam alt zu werden. Unsere Kinder waren froh, uns beide somit fürs Alter versorgt zu wissen. Meine Tätigkeit als Sekretärin, die mir Dank eines verantwortungsvollen Arbeitsplatzes eine gewisse Erfüllung brachte, wollte ich nicht aufgeben. Auch benötigten wir das Einkommen, denn es liefen noch einige Hypotheken.

Morgens früh gegen 6.45 Uhr musste ich das Haus verlassen, denn mein Dienstbeginn in der Nachbarstadt war um 7.30 Uhr. Es war dann etwa 17.00 Uhr, wenn ich wieder zuhause ankam. Kurze Entspannung bei einer gemeinsamen Tasse Kaffee, dann kümmerte ich mich überwiegend um den Haushalt. Es gab ausreichend zu tun auf diesem über 800 qm großen Grundstück mit einer voll unterkellerten Doppelhaushälfte mit großem Anbau und ausgebautem Garagengebäude. Wir waren uns einig: mein Mann war für das ‚Grobe' und ich für die ‚Feinarbeiten' zuständig. Es machte Spaß, die immer wieder neuen Ideen zu verwirklichen (z. B. Einbau eines Kachelofens, Erstellung eines Außenkamins und Brotbackofens unter einer überdachten großen Terrasse und so vieles Andere).

Nun wieder zurück zum Arzt. Nach einem ausgiebigen Gesundheitscheck bekam ich das Ergebnis: „Ihre Werte der Blutuntersuchung und das EKG sind in Ordnung, organisch gesehen besteht kein Anlass zur Sorge. Sie sind völlig erschöpft. Bei Ihrer täglichen Belastung – Beruf und Familie – ist das kein Wunder. Sie muten sich einfach zu viel zu." „Aber, Herr Doktor, ich bin doch nicht die einzige Frau auf der Welt die eine Doppelbelastung hat." Es folgten die üblichen Sprüche, wie z. B. machen Sie Urlaub, treten Sie insgesamt etwas kürzer und versuchen Sie es mal mit Entspannungsübungen.

Ich darf behaupten, dass ich kein notorischer Arztbesucher bin. Für so etwas hatte ich eigentlich noch nie Lust und Zeit. Teilweise beruhigt, dass nichts ‚Ernstes' vorlag, ging der Alltag weiter. Im Laufe der nächsten Monate entwickelten sich diese Schmerzen jedoch zunehmend in allen Körperbereichen. Hauptsächlich im Nacken- und Brustbereich sowie in den Armen bis in die Handgelenke. Ich stellte mir die Frage, ob eventuell die Schreibtischtätigkeit schuld daran sei, verwarf diesen Gedanken jedoch zugleich wieder, denn während der Bürostunden hatte ich genügend abwechselnde Arbeiten zu erledigen. Und vor allen Dingen: Warum wechselten diese Schmerzen ganz plötzlich in den Beinbereich?

Angst bereitete mir das Ziehen in den Armen bis zur Herzgegend. Man hat ja schon mal gehört, so könne ein Herzinfarkt beginnen. Ja - ich bin vorbelastet! Mein Vater war im Alter von 50 Jahren an einem solchen verstorben und meine Mutter - zum Zeitpunkt meiner Erkrankung 77 Jahre alt – hatte bereits zwei Infarkte hinter sich. Je mehr ich darüber nachdachte, steigerte ich mich in diese gar nicht so abwegige Vermutung hinein. Mir wurde ganz übel bei den Gedanken, also ging ich wieder zu meinem Arzt.

Nun fing eine regelrechte ‚Überweisungs-maschinerie' an: Radiologe, Kardiologe, Gynäkologe, Orthopäde, Neurologe. Du lieber Himmel, was ist nur los? Ein alter versteckter Infarkt war nicht ganz auszuschließen, aber kein Hinweis auf eine Herzerkrankung ist gegeben. Regelmäßige Kontrolle wäre ratsam. Erhebliche Durchblutungsstörungen in den Armen wurden festgestellt, darum hatte ich auch oft das Gefühl meine Finger sterben ab. Ein Neurologe überprüfte die Nervenleitgeschwindigkeit und veranlasste einen Schillingtest. Es liegt eine Vitamin B12 Resorptionsstörung vor, d. h. alle 4

Wochen erhalte ich nun – ein Leben lang – eine B12-Spritze.

Um die Schmerzen einigermaßen ertragen zu können, wurden mir die verschiedensten Schmerzmittel verordnet. Es stellten sich unterschiedliche Unverträglichkeiten ein: Juckreiz, Übelkeit, Zahnfleischbluten, entzündliche Schwellung der Mundschleimhaut, Kopfschmerzen, so dass die Annahme einer Allergie vermutet wurde.

Im Januar 1995 erhielt ich eine Überweisung zur ambulanten Vorstellung in der Rheumaklinik Aachen. Diagnose: Fibromyalgie und Raynaudsymptomatik. Kennzeichnend für das Fibromyalgie-Syndrom sind ‚Tender points'. Hierbei handelt es sich um druckempfindliche Punkte. Drückt man diese, empfindet der Betroffene Schmerzen. Man findet die ‚Tender points' am Nacken, oberhalb der Schulterblätter, bei den Schlüsselbeinen, in der Kreuzbeingegend, an den äußeren Oberschenkeln (unterhalb des Beckenknochens), in den Kniekehlen und an den Ellebögen. Bei mir zeigte sich eine Positivierung sämtlicher ‚Tender points' 18 von 18, die für die Diagnose Fibromyalgie notwendig ist.

Mir wurde erklärt:

„Es gibt Diskussionen darüber, wie sich die chronischen Muskel- und Gliederschmerzen und deren Begleiterscheinungen medizinisch einordnen lassen. Fibromyalgie wird seit 1990 als eigenständige Krankheit anerkannt, viele Ärzte sind aber noch zu wenig damit vertraut. Oft beginnen die Beschwerden in Stresssituationen, nach einer Krankheit oder einem Unfall.

Aus Sicht der Schulmedizin ist die Fibromyalgie eine chronische nicht-entzündliche, weichteilrheumatische Erkrankung, dessen Ursache und Entstehung noch nicht bekannt sind. Einige Wissenschaftler glauben, dass Fibromyalgie durch eine Verletzung (Trauma) oder durch Operationen ausgelöst wird. Andere Forscher glauben, dass Fibromyalgie durch eine Infektion verursacht wird. Die Betroffenen werden nicht selten als Simulanten angesehen, haben Angst und werden nicht ernst genommen. Nur ein kleiner Teil der an Fibromyalgie Erkrankten verliert die Beschwerden ganz, der Großteil leidet ein Leben lang. Alle Labor- und Röntgenbefunde sind unauffällig. Jeder

Betroffene benötigt eine individuelle, auf ihn angepasste Behandlung.

Folgendes können die Betroffenen selbst beitragen, um die Beschwerden zu mildern:

Am wichtigsten ist:

Lernen Sie mit den Schmerzen umzugehen! Entspannungstechniken zur Schmerzbewältigung sind sehr hilfreich. Meiden Sie Stress oder lernen Sie Stress besser zu bewältigen! Der Arzt kann Ihnen physikalische Therapie, Wärmeanwendungen und Massagen verschreiben oder Akupunktur empfehlen."

Leben ist das, was passiert,

wenn deine Pläne durchkreuzt werden

bzw. Leben ist das, was passiert,

wenn du eifrig dabei bist,

andere Pläne zu machen.

(John Lennon)

Vorgeschichte

Aufgrund dieser Diagnose stellte mein Arzt einen Antrag für eine Kur, um meine ganz erheblich eingeschränkte Leistungsfähigkeit am Arbeitsplatz wieder herzustellen. Mein Arzt recherchierte gemeinsam mit mir den Krankheitsverlauf meines Lebens:

- ➢ 1942 als sog. Speikind geboren - unterernährt
- ➢ übliche Kinderkrankheiten
- ➢ 1956 Verödung Krampfadern ambulant im Krankenhaus
- ➢ 1957 Mandelausschälung **OP** – 14 Tage KH stationär
- ➢ 1961 Geburt einer Tochter
- ➢ 1963 Unterleibs **OP** großer Bauchschnitt – 4 Wochen stationär im KH
- ➢ 1964 Geburt eines Sohnes
- ➢ 1968 Geburt eines zweiten Sohnes
- ➢ 1970 Gürtelrose – 3 Wochen stationär KH
- ➢ 1976 Magengeschwür – 4 Wochen stationär im KH
- ➢ 1979 Magengeschwür – 6 Wochen stationär im KH

- ➢ 1979 Magengeschwür – nochmals
  3 Wochen stationär im KH
- ➢ 1979 Magen **OP** Billroth I – 3 Wochen KH
  stationär
- ➢ 1982 Unterleibs Total-**OP** großer
  Bauchschnitt – 4 Wochen stationär im KH
- ➢ 1988 Bandscheibenvorfall – 5 Wochen KH
  stationär
- ➢ 1990 erste Varizen **OP** li. Bein 10 Tage KH
  stationär
- ➢ 1995 zweite Varizen **OP** beide Beine -
  3 Wochen im KH stationär

„Das ist ja nicht gerade wenig, was Sie bis jetzt alles hinter sich haben", meinte der Arzt. Ich erklärte ihm in Kurzform meinen Lebensverlauf, welcher mit Sicherheit die Krankheiten etwas erklären kann:

Im Krieg wurde ich in Berlin geboren. Meine Kindheit war dementsprechend, zwar wohl behütet, aber in armen Verhältnissen. Es folgte eine arbeitsreiche Jugend in Bayern. Mit 18 Jahren heiratete ich, da ich mit meinem ersten Kind in Hoffnung war. Ich war glücklich über die Geburt einer Tochter und hatte den Wunsch noch weitere Kinder zu gebären (ich selbst war ein Einzelkind, was ich sehr bedauerte). Doch etwa nach 16 Monaten stellte man Cysten am

Eierstock fest und eine weitere Schwangerschaft wurde in Frage gestellt. Ein großer Bauchschnitt war fällig, um alle Unklarheiten zu beseitigen. Ich hatte Glück, denn nach einem Jahr konnte ich mein zweites Kind, einen Sohn, in den Armen halten. Vier Jahre später kam mein drittes Kind, wieder ein Junge, auf die Welt. Normalerweise wäre das Familienglück nun komplett gewesen. Aber wie das Schicksal es eben so will, meine Ehe ging nach neun Jahren auseinander. Ich nehme an, die Aufregung bescherte mir eine Gürtelrose.

Ein Neuanfang, geschieden mit 3 Kindern, war zwingend notwendig. Als neue Heimat wählten wir Nordrhein-Westfalen. Mein erlernter Beruf war Hotelkaufmann (heute Hotelkauffrau), den ich mit der Heirat aufgab. Ich machte mich selbständig und eröffnete eine Gaststätte mit direkter Anbindung einer Wohnung. Auf diesem Wege erhoffte ich mir, das Ein- und Auskommen bestreiten zu können — und was mir besonders wichtig erschien: Meine Kinder hatte ich immer im Blickwinkel! Unterhalt vom Vater der Kinder hatte ich leider nur sehr schleppend zu erwarten. Mein Ausspruch damals war: „Wir gehen nicht unter – wir schaffen das schon allein!"

Ich hatte meine guten Gründe, diesen gewagten Schritt einer Scheidung zu vollziehen. Dies näher zu erläutern wäre nicht angebracht. Den Kontakt zu meinen langjährigen Freunden und Bekannten musste ich abbrechen, denn so manches Unverständnis würde mich bestimmt nur belasten. Jedoch auch in meinem neuen Wirkungskreis begegnete man mir mit Skepsis. Noch heute klingen mir Worte ins Ohr: „Eine Wirtin – geschieden – 3 Kinder – die schafft das nie!" Aber es ist nicht zu glauben, welche Energie und Kräfte ein Mensch entwickeln kann, wenn er will und muss.

Es war ein schwerer Job. Von morgens früh um 10.00 Uhr bis nachts 1.00 Uhr war das Lokal durchgehend geöffnet. Speisen und Getränke wurden in gepflegtem Ambiente angeboten. Sogar täglich wechselnden warmen Mittagstisch im Abonnement reichte ich auf Vorbestellung meinen Stammgästen. Eine langjährige Bekannte übernahm die Reinigungsarbeiten, wie tägliches Wischen der gesamten Fußböden und die Säuberung der Toilettenanlagen in den frühen Morgenstunden. Danach übte sie in einer Fabrik Bandarbeiten aus. Als Gegenleistung hatte sie mit ihrem schulpflichtigen Sohn freie Kost und Logis in meinem Haushalt. Alles andere machte ich allein. Nur in den seltensten Fällen, z. B. bei Veranstaltungen, besorgte ich mir Hilfspersonal.

Durch die überwiegend stehende Tätigkeit in der Küche und hinter der Theke bekam ich Venenbeschwerden. Mütterlicherseits war ich diesbezüglich vorbelastet, wahrscheinlich Vererbung. Im Alter von 13 Jahren wurde bei mir die erste Verödung durchgeführt. Durch die Schwangerschaften hatten sich die Krampfaderbeschwerden wieder vermehrt. Eine Operation wurde mir dringend empfohlen, doch für so etwas hatte ich im Moment nun absolut keine Zeit.

Nach etwa 3 Jahren härtester Arbeit mit viel Aufregung und wenig Schlaf war ich so einigermaßen ‚über den Berg'. Das Lokal wurde von dem einheimischen Publikum und auch den Kollegen anerkannt. Ich hatte es bewiesen: Auch als alleinstehende, geschiedene Frau mit drei Kindern kann man sich durchsetzen und existieren.

Gesundheitlich machte sich das jedoch sehr negativ bemerkbar. Ich musste versuchen etwas kürzer zu treten. Nach gründlicher Überlegung veränderte ich die Öffnungszeiten. Als Erstes führte ich dienstags einen Ruhetag ein. So hatte ich die Möglichkeit in Ruhe meine Einkäufe oder andere private Besorgungen zu erledigen. Montag, Mittwoch, Donnerstag und Freitag öffnete ich das Lokal erst um 16.00 Uhr, am Wochenende bevorzugte ich es, das ganztägige Bewirtungskonzept aufrecht zu erhalten. Natürlich war das eine einschneidende Umsatzminderung.

All diese Sorgen schlugen mir buchstäblich gesagt auf den Magen. Mein damaliger Hausarzt versuchte mit Medikamenten und Spritzen die immer wiederkehrenden Schleimhaut-entzündungen und Magengeschwüre zu behandeln. Im Jahr 1976 war aber ein vierwöchiger Krankenhausaufenthalt nicht mehr zu umgehen. Es bestand sogar Verdacht auf eine Bauchspeicheldrüsenentzündung, die zu dieser Zeit als sehr lebensbedrohlich geschildert wurde.

„Geben Sie Ihre Selbständigkeit auf, Sie ruinieren Ihre Gesundheit," meinte der Arzt. Nun stiegen die Sorgen ins Unermessliche. Wie sollte es denn weitergehen? Mein Pachtvertrag lief über 10 Jahre, aber ich hatte doch erst 5 ½ Jahre hinter mir. Dieses Argument war für die mich behandelnden Ärzte kein Problem: „Wir erteilen Ihnen Berufsverbot. Das reicht um aus dem Vertrag auszusteigen!" „Aber wie soll ich denn mit den Kindern weiterleben?" „Auch dafür werden wir eine Lösung finden!"

Die Brauerei akzeptierte tatsächlich die Kündigung und war mir beim Verkauf des gesamten Inventars behilflich. In einem ganz entscheidenden Punkt stand mir das Glück beiseite, denn der neue Pächter war vorübergehend nicht auf die angrenzenden Wohnräume angewiesen. Also konnten wir uns mit einem Umzug Zeit lassen.

Die nächste Hürde war für mich, wo und wie ich einen Job finden konnte, um das Familieneinkommen zu sichern. Mein erster Weg war, das Arbeitsamt um Hilfe zu bitten. Mir wurde sofort eine 10-monatige Umschulungsmaßnahme zur Stenokontoristin angeboten. Ich war ja mittlerweile schon 16 Jahre aus meinem erlernten Beruf als Hotelkaufmann raus. Die in meiner Ausbildung erlernten kaufmännischen Kenntnisse mussten dringend aufgefrischt werden. Ich nahm das Angebot erfreut an. Die darauf folgenden Monate waren auch kein ‚Zuckerschlecken', denn neben der ganztägigen Schule hatte ich mich intensiv darum zu kümmern, dass meine Kinder ordentlich versorgt wurden.

Im April 1978 konnte ich nach sehr gut bestandener Abschlussprüfung eine Anstellung als Sekretärin antreten. Mich belastete nun allerdings noch die Suche nach einer neuen, etwas größeren Wohnung. Bei der Suche hatte ich außerordentliche Probleme, denn welcher Vermieter nimmt schon eine alleinstehende Frau mit 3 Kindern? Neuerdings konnte ich doch sogar ein regelmäßiges Einkommen bescheinigen! Trotz alledem gelang es mir nicht etwas zu finden.

Etwa ein halbes Jahr später wurde auf dem Gelände meines Arbeitgebers eine neu ausgebaute Etagenwohnung angeboten. Diesmal war das Glück mal wieder auf meiner Seite, ich konnte endlich umziehen. Die Umzugsplanung und Einrichtung der neuen Wohnung war wieder eine Aktion, die erhebliche Umstände und großen Zeitaufwand beinhaltete. Das nächste Magengeschwür machte sich bemerkbar. Mit Ach und Krach zogen wir in unser neues Heim. Die bevorstehenden Weihnachtsfeiertage versuchte ich mit den Kindern so gut wie möglich zu genießen. Die Übelkeit und Schmerzen wurden jedoch immer schlimmer. Am 30.12.1978 musste ich, diesmal für sechs Wochen, ins Krankenhaus. Unter regelmäßig erfolgten Rollkuren, Tabletteneinnahmen, um das Magengeschwür einzutrocknen (wie mir erklärt wurde), und Verabreichung von Diätkost, konnte ich am 12.02.79 das Krankenhaus wieder verlassen.

Ende August 79 wurde ich wieder wegen erheblichen Oberbauchbeschwerden ins Krankenhaus eingewiesen. Da diese Beschwerden nun schon bald neun Jahre immer wiederkehrend auftraten, wurde ich drei Wochen lang stationär buchstäblich von Kopf bis Fuß untersucht. Eine Teilentfernung des Magens, der mittlerweile größtenteils vernarbt war, wurde mir dringend angeraten. Dieser bevorstehende Eingriff bereitete mir panische Angst! Das musste ich mit meinen Kindern, mittlerweile 18, 15 und 11 Jahre alt, besprechen. Was würde passieren, wenn ich die Operation nicht überleben würde? Aber so ging es ja auch nicht auf Dauer weiter.

Für eine Woche durfte ich noch mal nach Hause, um alles vorzubereiten. Am 21. September 1979 wurde die Magenresektion durchgeführt. Ich hatte es überlebt – ein Aufatmen in der ganzen Familie! Am 15. Oktober konnte ich das Krankenhaus verlassen, um drei Tage später eine 6-wöchige

Anschlussheilbehandlung in Bad Kissingen anzutreten.

Ein schreckliches Jahr lag hinter mir. Ganz langsam ging es wieder aufwärts – im kommenden Jahr wird alles besser! Endlich keine Schmerzen mehr zu haben war eine Wohltat. An die etwas veränderte Nahrungsaufnahme gewöhnte ich mich schnell. Kleine Portionen, dafür aber öfter essen war die Devise. Das Leben war einfach wieder lebenswert. Sicherer Arbeitsplatz, geregeltes Einkommen, eine schöne Wohnung, glückliche Kinder – was will der Mensch noch mehr?

Im Jahre 1982 ereilte mich der nächste chirurgische Eingriff. Nachdem ein blutiges Myom in der Gebärmutter festgestellt wurde, wurde diese, sowie ein Eierstock, entfernt. Wieder einmal, wie schon vor 19 Jahren, wurde ein großer Bauchschnitt unmittelbar neben der alten Operationsnarbe vollzogen. Wochenlang war mein Körper sehr geschwächt. Außerdem geriet ich sofort in die ‚Wechseljahre' – und dies kurz vor meinem 40. Geburtstag - eigentlich ein bisschen früh! Dass ich keine Kinder mehr bekommen könnte konnte ich verkraften, denn mein Kindersegen reichte ja wirklich aus. Und trotzdem belastete es mich, wie soll man es am besten ausdrücken, ich fühlte mich nicht mehr vollkommen. Dieser Gedanke kam überwiegend dann, wenn ich anderen Frauen mit einem Kinderwagen begegnete. Komisch — oder normal?

Auch dies hatte ich nach einiger Zeit verkraftet. Im Hinterkopf existierte jedoch noch immer die ärztliche Anratung einer Venenoperation. Ich verdrängte diesen Eingriff, obgleich die Beschwerden zunahmen. Vor allen Dingen durch die jahrelange medikamentöse Behandlung meiner Magenbeschwerden. Die Einnahme von Tabletten, um die Magengeschwüre ‚einzutrocknen‘, bewirkten nach einiger Zeit, dass ich dicke schmerzende Beine bekam. Waren die Magenschmerzen gelindert, folgte eine Entwässerungskur gegen die geschwollenen Beine. Und dies mehrmals in Folge. Mein Arzt meinte es ging nicht anders.
Oft kam mir die Frage in den Sinn, warum immer ich? Es gibt doch so viele Menschen, die noch nie einen Krankenhausaufenthalt hinter sich hatten. Aber nun muss endgültig Schluss sein!

Aber wie es denn mal im Leben so ist, überschatteten mich in den darauf folgenden Jahren andere Familienprobleme.

Die Kinder wurden langsam erwachsen, Pubertätsschwierigkeiten, Schul- und Ausbildungsentscheidungen und so manches mehr zogen in unseren Alltag ein. Ein Kind nach dem anderen ging seine eigenen Wege.

Ende 1985 lernte ich meinen jetzigen Ehemann kennen. Woran ich nie im Leben geglaubt hätte, trat plötzlich ganz unerwartet ein: Es traf uns beide wie ein Blitzschlag — wir hatten beide Schmetterlinge im Bauch (würde die Jugend heute sagen). Liebe auf den ersten Blick! Gab es so etwas denn in unserem Alter? 1987 heirateten wir mit Einverständnis unserer Kinder. Ein Jahr später ging mein Mann in den wohlverdienten Ruhestand. Bei der Verabschiedungsfeier erlitt ich einen Bandscheibenvorfall und kam ins Krankenhaus. Wieder einmal hatte es mich erwischt. Fünf Wochen lang wurde ich konservativ im Stufenbett behandelt. Darauf folgte eine 5-wöchige Anschlussheilbehandlung.

Im Oktober 1990 stand für mich der Entschluss fest: Jetzt muss ich wohl oder übel einer Venenoperation am linken Bein zustimmen, 10 Tage stationärer Aufenthalt.

Nach diesen umfangreichen Recherchen meiner Krankenakte war mein Hausarzt sehr beeindruckt und machte die Äußerung: „Da wundert mich nichts mehr!"

Im Oktober 1995 trat ich eine 5-wöchige Reha-Maßnahme in Bad Rappenau an. Die krankengymnastischen Übungen, Ausdauer-training, Entspannungsübungen und Medika-mente sollten mir bei dem Krankheitsbild Fibromyalgie helfen. Während des Aufenthaltes wurde mir eine Varizen-OP beider Beine ans Herz gelegt. Es wurde direkt ein Termin zur Operation für Mitte November 1995 vereinbart. Lediglich für 4 Tage, praktisch zum Wäsche wechseln, konnte ich nach Hause. Es folgte ein diesmal 3-wöchiger Krankenhausaufenthalt in einer Hautklinik. Bei dieser Gelegenheit wurde zugleich ein ausgiebiger Allergietest durchgeführt.

Bedenke stets,

dass alles vergänglich ist;

dann wirst du im Glück

nicht zu fröhlich

und im Leid

nicht zu traurig sein.

(Sokrates)

Zwischenkapitel

Mir fiel gerade auf, dass die Geburten meiner Kinder in die Aufzählung der Krankheiten eingereiht wurden.

Falsch: Schwangerschaft und Geburt sind keine Krankheit.
Richtig: Begleiterscheinungen und die Beeinflussung auf den weiblichen Körper können teilweise schon Auswirkungen auf die gesamte Verfassung haben.

Die allgemeine Behauptung Männer seien das starke Geschlecht kann ich nicht teilen. Ich glaube, der Wunsch vieler Frauen wäre: „Männer müssten 1 x im Leben ein Kind auf natürlichem Wege gebären, um zu der Überzeugung zu kommen, wem eigentlich die Aussage der Stärke gebührt."

Eine Episode, die mich in jungen Jahren sehr beeindruckt hat, möchte ich nun mal kurz schildern: Bei der Feststellung der dritten Schwangerschaft fragte mich mein neuer Gynäkologe, der erst kürzlich aus den USA gekommen war (mein bis dahin praktizierender Frauenarzt war verstorben): „Welche

Blutgruppe haben Sie denn?" Ich erwiderte ihm: „Das weiß ich nicht." Er blickte mich unverständlich erstaunt an und meinte: „Das müssen wir aber sofort abklären!" Gesagt, getan und ich erhielt das Ergebnis ‚Rhesus Faktor 0 negativ'. „Sind Ihre ersten beiden Kinder denn normal und gesund?" „Ja, was denken Sie denn Herr Doktor, ist etwas nicht in Ordnung?" fragte ich ihn.

Er klärte mich auf, dass bei dieser seltenen Blutgruppe eine Übereinstimmung mit dem Erzeuger des Kindes vorhanden sein muss, um eine Behinderung des Kindes bzw. sogar Totgeburt auszuschließen. Ich war maßlos erschrocken.

„Bitten Sie Ihren Ehemann sofort zu uns zur Blutabnahme zu kommen. Am besten Sie kommen dann zu diesem Termin noch mal mit, um auch bei Ihnen eine Kontrolluntersuchung zu machen."

Aufgeregt erschienen wir beide am nächsten Tag in der Praxis. Zuerst war ich dran. Im Stehen wurde mir Blut abgenommen. Dann holte die Sprechstundenhelferin einen Stuhl und bat meinen Mann Platz zu nehmen. Auf meine Frage, warum man bei ihm die Blutuntersuchung nicht auch stehend vollziehen kann, wurde allen Ernstes behauptet: „Männer sind so zart besaitet und empfindlich, bei uns

sind schon einige in Ohnmacht gefallen."
Unfassbar für mich!

Kurz drauf erhielten wir das erlösende Ergebnis:
Auch mein Mann hatte die seltene Gruppe
,Rhesus Faktor 0 negativ'. Es konnte also nichts
schief gehen. Hätte man bei ihm eine andere
Blutgruppe festgestellt, wäre ein sofortiger
Blutaustausch notwendig gewesen.

Fazit:

Woher kommt diese blödsinnige Behauptung
Frauen seien das schwache Geschlecht?

Man kann das Leben

nur rückwärts verstehen,

aber man muss es

vorwärts leben.

(Sören Kierkegaard)

Schmerzen wurden Behinderung

Das Jahr 1996 fing schon gut an. Hatte ich daran geglaubt es würde alles ausgestanden sein? Eigentlich schon. Ich bemühte mich, die ständig wechselnden Schmerzen in den Schultern, Armen und Beinen einfach nicht mehr zu beachten. Es gelang mir aber nicht — es wurde immer schlimmer. Morgens kam ich kaum aus dem Bett. Na ja, hast du dich eben verlegen, begründete ich es. Morgensteifigkeit haben viele Menschen. Nach einer ausgiebigen heißen Dusche ging es manchmal etwas besser.

Im Büro, beim täglichen Bearbeiten der eingehenden Post, z. B. Briefumschläge öffnen und Eingangsstempel drücken, hätte ich manchmal vor Schmerzen schreien können. Normalerweise bin ich Rechtshänderin, also probierte ich es, diese Arbeiten mit der linken Hand abzuwechseln. Natürlich versuchte ich mein Handicap vorerst geheim zu halten. Mir wäre es peinlich gewesen, wenn mein Chef oder einer der Kollegen etwas mitbekommen hätte. Erstens war ich so veranlagt, immer alle die mir auferlegten Tätigkeiten zügig und korrekt zu erledigen. Zweitens hatte ich durch meine letzten gesundheitlichen Ausfälle sowieso ein schlechtes Gewissen. Immer gelang es mir nicht, meine Probleme geheim zu halten. Wenn ich dann darauf angesprochen wurde „geht es Ihnen nicht gut?" überspielte ich es mit irgendwelchen Ausreden. Hatte ich ein Stenogramm aufzunehmen oder eilige Schreib-maschinenarbeiten zu verrichten, so war es hart an der Grenze, dass es mir Tränen in die Augen drückte. Hatte ich vielleicht eine Sehnenscheidenentzündung?

Nach einiger Zeit war es mir schon kaum mehr möglich ein Glas oder eine Tasse mit einer Hand hochzuheben. Ich hatte das Gefühl, mein Handgelenk kippt um. Na ja, dann muss ich halt zwei Hände nehmen. Als ich dann sogar beim Brot schmieren das Messer kaum halten konnte, brach es aus mir heraus: "Ich kann nicht mehr!" Ich hatte auch Schlafstörungen und wachte demzufolge völlig erschöpft auf. Schon ‚fix und fertig' fing für mich der Arbeitstag an, bis ich dann völlig ausgelaugt nach Hause kam. Ich musste zum Arzt! „Er muss mir doch irgendwie helfen können", sagte ich zu meinem Mann.

Und wieder ging es los: Blutabnahme, Urinkontrolle, EKG, Überweisung zum Orthopäden usw. Mittlerweile kannte man mich ja auch schon. Manchmal hatte ich das Gefühl man nimmt mich gar nicht ernst. Besonders wütend wurde ich, wenn mir dann Medikamente verschrieben wurden, die bei mir eine Unverträglichkeit verursachten, obgleich mein Allergiepass in der Praxis vorlag. Mein Vertrauen reduzierte sich derart, weil ich es einfach nicht fassen konnte selbst die einzelnen Wirkstoffe überprüfen zu müssen. Das kann man doch als Laie gar nicht! Es kam mir sogar der Gedanke. „Die glauben mir ja nicht und wollen mich jetzt austesten!" Ich hatte das Gefühl, dass man mich als Simulant einordnete.

Auch im privaten Umkreis musste ich mir dumme Sprüche anhören. Äußerungen wie z. B. „Wie kann man bloß dauernd zum Arzt rennen, dafür hätte ich keine Zeit." oder „Du bist noch so jung, komm erst mal in meine Jahre." Ich missachtete diese Bemerkungen — schluckte sie einfach runter, dachte mir meinen Teil, aber weh tat es schon. Na gut, ich war 53 Jahre alt. Aber kann ich denn was dafür, dass mein Körper schon allerhand mitgemacht hat. Das haben diejenigen, welche so gescheit daherreden bestimmt noch nicht durchgemacht, tröstete ich mich selbst. Ich bin weder überaus schmerzempfindlich noch wehleidig. Aber was nützt es sich zu verteidigen, man glaubt mir ja sowieso nicht. Oder doch? Ja, mein Ehemann, denn er bekam es so oft mit, wie ich mich mit den kleinsten Dingen abgequält habe.

Nach einem gemeinsamen Gespräch mit meinem Hausarzt erhielt ich im Juni 1996 wieder eine Krankenhauseinweisung, diesmal in eine Rheumafachklinik in Ratingen. Nach umfangreichen Voruntersuchungen wurden eine intensive Physiotherapie (Krankengymnastik, Wärmeanwendungen und Elektrotherapie), sowie eine lokale Schmerztherapie an den schmerzauslösenden Stellen durchgeführt. Die gereizten Nervenpunkte sollten so entlastet werden und zur Ruhe kommen. Man hat es auch mal mit Kältetherapie versucht. Momentan brachte es eine Erleichterung, nach kurzer Zeit jedoch verstärkten sich die Schmerzen extrem. Der Umgang mit der medikamentösen Versorgung erwies sich wegen der zahlreichen Allergien als äußerst schwierig.

Während dieses Aufenthaltes wurde auch eine Knochendichte-Berechnung durchgeführt. Es wurde festgestellt, dass der Mineralgehalt unterhalb der normalen Grenzwerte lag. Diese

„Osteopenie" soll eine Vorstufe der Osteoporose sein. Man äußerte sogar den Begriff „Knochenschwund" und man wies auf ein erhöhtes Frakturrisiko hin. Ach du lieber Himmel, bleibt mir denn nichts erspart? Ich ging mit meinen Gedanken in mich hinein und versuchte eine Erklärung – aus meiner Sicht – zu finden.

So oft, wenn ich gefragt wurde: „Wie empfinden Sie denn ihre Schmerzen, ziehend, reißend, stechend, brennend, pochend, glühend?" antwortete ich: „Wechselnd und wandernd, es trifft alles zu!" Es ließ sich nicht deklarieren ob es Muskel-, Nerven- oder Knochenschmerzen sind. Eines konnte ich ausschließen: Ich hatte noch nie einen Knochenbruch. Ein Knochenschwund jedoch wäre theoretisch erklärbar.

Etwa ein halbes Jahr nach der 2/3-Entfernung meines Magens (17 Jahre bevor) klagte ich öfter über Übelkeit und Unwohlsein. Bei einer Nachuntersuchung des Facharztes, fragte mich dieser nach meinen Essgewohnheiten. Ich schilderte ihm: „Morgens ein kleines Frühstück zuhause, mittags ein warmes Essen in der Kantine meines Arbeitgebers und abends koche ich eine warme Mahlzeit zuhause. Und für zwischendurch habe ich immer einen Keks oder

ein Stückchen Schokolade im Schreibtisch."
„Das ist die Erklärung! Meiden Sie bitte ab sofort alle Milchprodukte, Zucker und Eier." antwortete er. „Für die Zwischenmahlzeiten wählen sie lieber einen Rollmops oder eine Scheibe Schinken." Er vermutete eine Lactose-Intoleranz. Und tatsächlich — die unangenehmen Nebenerscheinungen traten nicht mehr auf. Leicht fiel mir die Ernährungsumstellung nicht. Vor allen Dingen muss man erst rausfinden, wo überall Milch, Zucker und Ei enthalten sind. Butter, Käse, Milch, Joghurt, Eis, Kuchen, Torten, Schokolade usw. ist verständlich, aber auch in einigen Wurstwaren, Nudeln, Fertiggerichten und so allerhand mehr sind diese enthalten.

Ach, so manchmal überkamen mich die „unheimlichen Gelüste" nach Pudding oder einem Stück Kuchen mit Schlagsahne. Ich wollte 1 x unvernünftig sein und genießen. Aber kurz drauf bekam ich die Quittung: mir wurde speiübel! Und am allerschlimmsten war es nach dem Verzehr von einem weich gekochten Ei. Es war noch nicht ganz im Magen angekommen, da hatte ich schon das Gefühl, ich müsse mich übergeben! Ich zog weiterhin Erkundigungen ein, mit der nochmaligen Bestätigung, ich müsse es selbst nach und nach herausfinden, in wie weit ich meine Essgewohnheiten anpassen kann.

Es verbirgt natürlich die Gefahr von Mangelerscheinungen, wie beispielsweise ein Defizit an Kalzium. Und damit kommen wir auf den Punkt: Kalziummangel auf längere Sicht führt zu Knochenschwund.

Gute vier Wochen später, bei meiner Entlassung in die ambulante Betreuung wurde mir dringend geraten, mich auch weiterhin regelmäßig physiotherapeutisch behandeln zu lassen. Außerdem erhielt ich ein TENS-Gerät zur lokalen Stromtherapie, mehrmals täglich an wechselnden Stellen einsetzbar (auch während der Büroarbeitszeit). Eine stabile Schiene für das Daumensattelgelenk nach Maß sollte mir am Handgelenk etwas mehr Halt geben. Im Übrigen sollte ich mir Gedanken darüber machen, in eine Teilzeittätigkeit zu wechseln bzw. einen Rentenantrag zu stellen.

Der ganz normale Alltag entwickelte sich im Laufe der folgenden Wochen noch stressiger. Neben dem ganztägigen Arbeitseinsatz im Büro sowie den privaten Haushaltstätigkeiten 2 – 3 mal wöchentlich zur Physiotherapie, das war ziemlich zeitaufwendig und belastend. Bei den manuellen Tätigkeiten zuhause ging mir mein Mann (14 Jahre älter als ich) viel zur Hand. Im Büro jedoch war ich mehr und mehr überfordert. Völlig angespannt und verkrampft versuchte ich den Anforderungen gerecht zu werden und habe oft die Ertragung der Schmerzgrenze überschritten. Eine Besserung war absolut nicht in Sicht.

Im Oktober 1996 wurde ich wieder krankgeschrieben. Bei den vielen Untersuchungs- und Behandlungsterminen ließ es sich oft nicht vermeiden, dass diese in die eigentliche Arbeitszeit fielen. Das ergab natürlich Ärger mit meinem Arbeitgeber. Mir selbst war das ja auch äußerst unangenehm, ich war nervlich verzweifelt. Mir wurde daraufhin eine Psychotherapie empfohlen, am besten stationär. Das kam für mich überhaupt nicht in Frage, denn die im privaten Umfeld vorhandenen Probleme wollte und konnte ich nicht allein auf meinen Ehemann übertragen.

Anfang Dezember 1996 erstellte mein Arzt einen Befundbericht zum Rentenantrag. Zugleich erhielt ich eine Einweisung für einen Krankenhausaufenthalt, um nochmals eine Varizen-OP an beiden Beinen vollziehen zu lassen. Diesmal waren es nur 6 Tage stationär, denn es handelte sich um eine Nachoperation des Eingriffes vom vorherigen Jahr.

Wer hilft mir?

Schon der Gedanke an Rente machte mir Sorgen. Gerade erst 54 Jahre alt, da kann doch mein Berufsleben nicht zu Ende sein. Vor allen Dingen fehlten mir viele Versicherungsjahre, um später mal einen einigermaßen ausreichenden Rentenanspruch zu haben. Es erschien mir wichtig, auf eigenen Beinen stehen zu können. Ich wollte mich nicht nur auf das Einkommen meines Mannes verlassen. Da ich mittlerweile als Schwerbehinderte geführt wurde, ist mein Rentenbeginn mit 60 Jahren doch absehbar. Ich musste und wollte diese sechs Jahre noch unbedingt durchhalten.

Aber erst musste ich doch mal meine Schmerzen in den Griff bekommen! Ja — jetzt wusste ich aber immer noch nicht, was sind das eigentlich für Schmerzen? Kommen sie aus den Muskeln, aus den Knochen oder über Nerven? Ich glaube, ich werde es nie ergründen bzw. begreifen! Eines kann ich mit Sicherheit behaupten: ausdauernde und intensive Schmerzen bewirken **bei mir** eine verkrampfte Anspannung von Kopf bis Fuß. Zum Beispiel Zähne zusammenbeißen bis der gesamte Kiefer den Druck über die Ohren im Kopf verteilt, oder wenn meine Hände sich zur Faust ballen, die Daumen drücken und sich die Arme vor der Brust kreuzen, dann merke ich Verkrampfungen der gesamten Armmuskulatur, die auch den Hals-, Nacken- und Brustbereich mit einbeziehen. Und das passiert alles völlig im Unterbewusstsein. So oft ist es mir passiert, dass ich diese Anspannung dann irgendwann gemerkt habe, und mein Gehirn rauspresste: „Locker lassen, das tut doch weh!" „Ich habe es begriffen.", meldete sich mein Verstand. Aber auch das war zwecklos, kurz drauf zog sich wieder alles zusammen.

Und dann kam noch ein Problem dazu — mein Chef, der mir dringend ans Herz legte, meine Vollbeschäftigung in eine Halbtagsstelle zu tauschen. Dies hätte zur Folge gehabt, meinen Platz als Sekretärin aufzugeben und in einen anderen Bereich zu wechseln, natürlich auch mit einer finanziellen Einbuße. Jahrelange pflichtbewusste Tätigkeiten konnten doch nicht so enden.

An dem Versuch einer stufenweisen Wiedereingliederung, genannt "Hamburger Modell", das mich wieder an die volle Arbeitsbelastung heranführen sollte, bin ich leider gescheitert. Diese Maßnahme der medizinischen Rehabilitation fing mit 2 Stunden täglich an und steigerte sich in etwa 3 Monaten auf die volle Arbeitszeit von 8 Stunden.

Also musste ich mich mit einem Antrag auf Erwerbsunfähigkeitsrente abfinden.

Nun mal ganz abgesehen von den körperlichen Problemen, so existierten im Hintergrund auch haufenweise seelische bzw. psychische Sorgen, die sich in unserer relativ großen „Patchworkfamilie" breit machten. Und so suchte ich einen Psychotherapeuten auf, mit der Bitte um Rat und Hilfe. Mir ging es zu diesem Zeitpunkt sehr schlecht. Aus heutiger Sicht betrachtet kann ich dazu sagen: Nach ‚Außen' hatte ich mich meistens im Griff, aber wie es im ‚Inneren' aussah, das geht keinen was an! Ein Anderer brauchte mich nur auf dem ‚verkehrten Fuß' erwischen, und schon brach ich in Tränen aus. Dies kann sehr peinlich sein. Vor allen Dingen mir, als Mensch der alles allein meistern will und kann, darf doch so etwas nicht passieren!

Wie konnte ich diese Leidens- oder besser gesagt Gefühlsausbrüche verheimlichen und vertuschen? Am besten mit Ablenkung in Form von Arbeit. Und da kamen wieder diese wahnsinnigen Schmerzen ins Spiel. Körperliche Arbeitstätigkeiten gingen bei uns im Haus nie aus, aber es funktionierte einfach nicht mehr. Ich versuchte mit allen Mitteln dagegen anzukämpfen, doch das Endergebnis waren Tränen.

Ein Riesenproblem für mich war meine Mutter. Sie war gerade 81 Jahre alt geworden und lebte etwa 20 km von uns entfernt in einer kleinen Wohnung, ganz in der Nähe meiner Arbeitsstätte. Seit einiger Zeit fiel es ihr schwer, ihren Haushalt allein zu versorgen. Für mich war es eine Selbstverständlichkeit, ihr in jeglicher Art und Weise behilflich zu sein. Solange ich arbeitete, war ich täglich bei ihr ‚zur Stelle'. Ob einkaufen oder putzen — sie konnte es nicht mehr, ja und ich war ja schließlich die einzige Tochter, von der sie Hilfe erwartete. Aber ich glaube ihr ging es hauptsächlich um den täglichen persönlichen Kontakt. Sie selbst hatte fast das ganze Leben mit ihrer Mutter zusammen gewohnt und hätte es liebend gerne gesehen, wenn ich in dieses Strickmuster verfallen wäre. Und — es tut mir leid, das sagen zu müssen, sie war eine extrem herrische Person.

Nun, da es sich ja wirklich so entwickelte, dass ich in Zukunft nicht mehr meinen Job verrichten würde, konnte ich doch nicht täglich nur wegen meiner Mutter hin- und herfahren. Also entschieden wir uns für den Ausweg: „Mutter zieht bei uns im Haus ein." Ich versuchte klare Strukturen zu erstellen. In der Einliegerwohnung unseres Doppelwohnhauses hatte sie ihren abgetrennten eigenen Bereich. Wir hatten diese Wohnung vorher fremd vermietet. Da die Mieterin gekündigt hatte, bot sich dieser Schritt an. Im Sommer 1997 war es so weit. Die täglichen Autofahrten hatten sich nun erledigt. Mit der Annahme, es wäre eine Arbeitserleichterung, waren wir jedoch auf dem Holzweg. Nun hatte sie ja nur noch uns - keine Nachbarn oder Bekannten der letzten Jahre.

Urplötzlich schoss es mir eines Tages in den Kopf: „Schau mal einer an, sie hatte es geschafft. Das, was ich immer abgelehnt habe – mit meiner Mutter zusammen zu leben - ist eingetroffen." Es wird schon gut gehen, dachte ich mir, sie ist halt jetzt in dem Alter, wo sie Hilfe braucht. Schließlich hat sie mich ja auch groß gezogen und ich bin ihr einziges Kind. Ich kann sie doch auf keinen Fall in ein Pflegeheim abschieben, das würde ich nicht übers Herz bringen – es ist doch meine Mutter, man hat doch nur EINE!

Die tägliche Verpflegung war kein Problem. Ich kochte ja sowieso jeden Tag frisch und mit Sicherheit auch sehr schmackhaft, denn vieles hatte ich ja aus ihrer Rezeptküche übernommen. Sie äußerte Wünsche und ich erfüllte diese. Das bisschen Wäsche konnte ich auch mit unserer zusammen erledigen. Die Wohnung putzen und alles in Ordnung halten, war schon etwas kritisch. So manchmal habe ich meine Grenzen überschritten, ich hatte doch selbst einen überaus großen Wohnraum zu bewältigen. Allein ging sie nicht mehr aus dem Haus. Zum Arzt fuhren wir sie mit dem Auto, bzw. riefen ihn an, er möge einen Hausbesuch machen. Na ja, das musste sich auch erst alles einspielen. Hauptsache sie fühlt sich wohl.

Allein war sie nie. Ihr heiß geliebter Kater „Benny" durfte ebenfalls mit bei uns einziehen. Schon jahrelang verhätschelte sie ihn nach Strich und Faden. Man hatte den Eindruck, es wäre ihr Kind. Aber scheinbar ist das bei vielen älteren Leuten so. Wir hatten nichts dagegen.

Hoffnung nie aufgeben!

Die Einsicht kam spät, aber irgendwann musste ich den Entschluss fassen, mich für eine stationäre Behandlung zu entscheiden. Im Oktober 1997 erhielt ich die Einweisung in ein „Krankenhaus für Psychosomatische Medizin und Psychotherapie" in Bad Honnef. Es war eine unheimliche Überwindung dieses Angebot anzunehmen, denn mir wurde gesagt, der Aufenthalt werde etwa 3 – 4 Monate dauern. War es denn wirklich realisierbar so lange Zeit von meinem Zuhause fern zu bleiben? Würde mein Ehemann den Haushalt alleine schaffen? Und jetzt auch noch mit meiner pflegebedürftigen Mutter im Haus! Ich durfte gar nicht darüber nachdenken, sonst hätte ich wieder einen Rückzieher gemacht. Aber ich suchte ja nach Hilfe, und wenn mir dann diese angeboten wird, muss ich sie schließlich annehmen! Jahrelang quäle ich mich nun schon, da greift man dann nach jedem Strohhalm, um eine Chance auf Linderung der Schmerzen zu erhalten.

Diese Skepsis, die sich dann immer wieder innerlich breit macht: „Kann mir denn wirklich dort jemand helfen?" Wie oft wurde mir von den verschiedensten Stellen schon gesagt: „Fibromyalgie ist nur in den seltensten Fällen heilbar, da musst du jetzt mit leben." — „Aber das ist doch kein Leben, wenn man nicht mehr kann und will." Morgens mit Schmerzen aufwachen und abends damit zu Bett gehen, das macht einen unendlich mürbe. Ich hatte auch schon mal gehört, dass es sein könne, dass sich die Schmerzen ab einem gewissen Alter bessern würden. Ja, aber wann kommt dieses Alter denn? Habe ich das Glück, zu diesem geringen Personenkreis zu gehören, der eine Besserung erwarten darf?

Notgedrungen - etwas ungläubig, begab ich mich also in die ärztliche Obhut. Das A & O war erst mal, Abstand von allen häuslichen Sorgen und Problemen zu bekommen. Doch wie macht man das? Die primären Ängste und Sorgen sind doch: „Wie soll das alles **ohne mich** weitergehen? Ich habe mich doch um so Vieles gekümmert. Bin ich denn ersetzbar?" Aber mir wurde klar gemacht, dass dies das typische Krankheitsbild sei: „Sie leben mit einer contradepressiv-zwanghaft leistungsbetonten Persönlichkeitsstruktur." Ja, ich weiß, jetzt muss ich mir mal die Zeit nehmen, mich um mich selbst zu kümmern. Einfach mal abschalten, wie soll das denn gehen? Das ist verdammt schwer.

Es dauerte einige Zeit, bis ich mich an die Tagesabläufe mit vielen Anwendungen, Gesprächen und intensiven Ruhephasen gewöhnen konnte. Für Autogenes Training, Entspannungsübungen, Aromatherapie und vieles Andere mehr, hätte ich bei ambulanter Behandlung und zuhause niemals die nötige Konzentration aufbringen können. Die medikamentöse Versorgung erwies sich aufgrund der Allergien nach wie vor als schwierig. Stark schmerzende Regionen wurden gequaddelt. So langsam akzeptierte ich die Einstellung, mich momentan nicht mit Einmischen in familiäre Probleme zu befassen.

Der Gedankenaustausch mit anderen betroffenen Patienten bedurfte einer gründlichen Prüfung, inwieweit man aus dem Gehörten etwas für sich selbst verwenden kann. Positives und auch Negatives musste gefiltert werden. Man muss lernen, nicht alles an sich ‚ranzulassen'.

Während meines Aufenthaltes erhielt ich eine Überweisung zum Augenarzt. Die für mich etwas schockierende Diagnose: „Sie leiden an einem Glaukom, d. h. Grüner und Grauer Star auf dem rechten Auge, Grauer Star auf dem linken Auge. Ab sofort müssen sie regelmäßig morgens und abends tropfen, um so den Augeninnendruck zu vermindern. Es könnte zur Erblindung führen." Mit diesem Ergebnis wurde mir die Aussage einer schon vor einem Jahr erteilten Diagnose, anlässlich einer Brillenglaskorrektur, bestätigt. Damals konnte ich es nicht glauben und hatte es wieder aus meinem Gehirn gestrichen. Ich wollte es einfach nicht wahrhaben.

Mit den besten Vorsätzen, ruhiger und entspannter den Alltag zu bewältigen, kam ich im Februar 1998 wieder nach Hause. Erstaunt konnte ich erkennen: „Es ging auch mal ohne mich." Das war jedoch nur der erste Eindruck. So nach und nach merkte ich, wie schlimm meine Abwesenheit für meinen Ehemann war. Sein 70. Geburtstag stand in Kürze an, der Jüngste war er ja schließlich auch nicht mehr. Aber nun bin ich ja wieder da und werde ihn entlasten! Ruck Zuck waren meine guten Pläne beiseite geschoben und ich landete wieder im alten Trott.

Hab' ich nichts gelernt?

Ich hatte viel Arbeit, es klappte jedoch nicht so, wie ich es wollte. Meine Mutter hielt mich richtig auf Trab. Alle ihre Wünsche sollten am besten immer sofort erledigt werden. Ihre Forderungen wurden immer energischer. Morgens, wenn ich ihr das Frühstück brachte, erhielt ich von ihr die Anweisungen für den Tag: „Ich muss jetzt gebadet werden. Ich habe telefonisch die Fußpflegerin für heute bestellt." oder „Heute ist schönes Wetter, da kannst du mal meine Fenster putzen." und „Morgen musst du mich unbedingt mal zum Augenarzt fahren, meine Brille überprüfen lassen." Sie ließ sich immer etwas Neues einfallen, nur um mich in ihrer Nähe zu haben. Und dies Tag für Tag! Es ging dann schon so weit, dass sie mir vorschreiben wollte, wann ich zum Einkaufen zu gehen habe.

Das konnte ich doch keinesfalls auf Dauer ertragen, wir hatten doch auch noch ein Eigenleben! Hatte ich denn in den letzten Monaten nichts gelernt? Ich muss auch mal NEIN sagen! Wie kann man sich dagegen wehren? Verdammt, ich habe keine Zeit für mich selbst! Wann soll ich meine Entspannungsübungen durchführen? Wie schaffe ich es, mich mal auszuklinken, damit ich auf andere Gedanken komme? Ich merke doch, wie verkrampft, voller Anspannungen mein Tagesablauf ist. Dadurch müssen sich die Schmerzen doch ins Unermessliche steigern!

Die manuellen, alltäglichen Verrichtungen wurden zur Qual. Was gibt es für Möglichkeiten, um Arbeitserleichterungen im Haushalt zu schaffen? Die einfachsten Dinge, wie Kartoffeln schälen, Gemüse putzen, Geschirr spülen, Wäsche waschen, geschweige Putzlappen auswringen bereiteten mir Schwierigkeiten. Wir kauften uns zum Beispiel einen Dampfbügelautomat, um bei dieser Tätigkeit etwas Entlastung zu erhalten. Mein Mann war mir bei vielen Gelegenheiten behilflich. Aber er war doch eigentlich mit den anfallenden Arbeiten rund ums Grundstück ausreichend ausgelastet. Mich plagte oft ein schlechtes Gewissen, denn ich selbst konnte ihm nur mit kleinen Handreichungen behilflich sein. Und um fremde Hilfe einzuholen fehlte uns das nötige Kleingeld.

Von unseren sechs Kindern konnten wir keine Hilfe erwarten. Sie hatten mit ihrem eigenen

Lebensweg genug zu kämpfen. Fünf von ihnen lebten woanders. Der älteste Sohn hatte zwar eine eigene Wohnung in unserem Haus, wollte aber in keiner Weise beansprucht werden. Infolge einer schlimmen Erkrankung (Krebs), kapselte er sich von allen ab. Er selbst brauchte dringend Hilfe, die er wiederum auf jeglicher Weise ablehnte. Sein einziger Wille war: Lasst mich in Ruhe!

Hier erscheint wieder die Feststellung: Sorgen und Ängste fördern Schmerzen! Was tut man gegen Schmerzen, um eine Linderung zu erhalten? Man nimmt Medikamente. Was tut man, wenn man diese nicht verträgt, weil man allergisch reagiert? Man probiert andere Medikamente. Was tut man, wenn diese nicht helfen? Man probiert weiter durch und die Dosis wird erhöht. Werde ich dann medikamentenabhängig? Bei Einnahme auf längere Sicht bestimmt!

Ich will das nicht — ich will das nicht!

Es besteht die Möglichkeit, einer Selbst-hilfegruppe beizutreten. Gesagt — getan. Aufgrund von Empfehlungen, forderte ich bei der „Deutschen Fibromyalgie Vereinigung" Informationsunterlagen an. Nach gründlicher

Durchsicht, erschien es mir sinnvoll eine Mitgliedschaft einzugehen, um in regelmäßigem Abstand weitere Neuigkeiten der Forschung mitgeteilt zu bekommen. Ferner erhielt ich Kontaktadressen zu anderen ‚Betroffenen' um einen Erfahrungsaustausch zu ermöglichen.

Wir schafften uns einen PC an, um auf diesem Wege, über Internet, besser kommunizieren zu können. Schrittweise lernte ich, mit diesem Schreibgerät umzugehen. Einfach war es nicht. In der letzten Zeit meines Berufslebens hatte ich zwar einen 3 Tage Lehrgang bezüglich der Grundkenntnisse für die Handhabung eines Computers absolviert, aber ich hatte mich nie damit angefreundet. Im Büro war es unumgänglich und ein MUSS, sich mit der neuen Arbeitsmethode zu befassen. Und nun stellte ich fest, dass ich mich mit diesem neumodischen Gerät stundenweise mal von meinen Grübeleien ablenken lassen konnte.

Mittlerweile wurde auch mein Antrag auf Erwerbsunfähigkeitsrente anerkannt. Auf der einen Seite war es eine Beruhigung, nicht mehr vollzeitig tätig sein zu müssen, der gewisse Druck, doch noch mal ‚aktiv jobben zu müssen' war nun weg. Andererseits gehörte ich nun zur

‚Rentnerliga', das war schon ein komisches Gefühl. Gehörte ich nun zum ‚alten Eisen'?

Langeweile kannte ich nicht. Im Gegenteil, die Suche nach einer Lösung, um einen Ausweg zu finden, irgendwie mal ein schmerzfreies Rentnerleben führen zu können, wollte nicht gelingen. „Wir müssen mal einen Kurzurlaub machen, um auf andere Gedanken zu kommen." schlug mein Mann vor. Mein Kommentar: „Wie soll das denn gehen, meine Mutter können wir nicht allein lassen." Nach langen Überlegungen hatten wir eine Idee.

Eine langjährige, alleinstehende Bekannte, wohnhaft in den Niederlanden, war bereit die Pflege zu übernehmen. Wir holten sie mit dem Auto zuhause ab und quartierten sie bei uns ein. Ein Lichtblick tat sich auf: Meine Mutter und „Anneliese" harmonierten. Nach ein paar Test-Tagen, um das Zusammenspiel auszuprobieren, hatten wir das Vertrauen gewonnen, dass die Versorgung mal für eine Woche ohne unsere Anwesenheit gut funktionieren konnte. Erleichtert und beruhigt traten wir einen Kurzurlaub nach Bayern an. Unser Wunsch, die Gedanken und Sorgen abzuschalten, ging in Erfüllung. Und außerdem nahm ich mir fest vor, einfach nicht zuzulassen, dass die Schmerzen die Oberhand gewinnen!

Zusammenbruch

Das kritische Jahr 1999 nahm seinen Anfang.

Keine Woche verging, die nicht mit Arztterminen, beziehungsweise Physiotherapie-maßnahmen für mich selbst und jetzt auch noch zusätzlich für meine Mutter zugepflastert waren. Trotz all der täglich anfallenden Aufgaben im Haushalt versuchte ich, zwischendurch noch das ‚Autogene Training' bzw. die ‚progressive Muskelrelaxation nach Jacobsen' einzuschieben. Außerdem nahm ich mit einigen Betroffenen der Fibromyalgie-Selbsthilfegruppe Kontakt auf – immer auf der Suche nach neuen Möglichkeiten der Schmerzbewältigung.
In regelmäßigen Abständen nahm ich an den Treffen der Selbsthilfegruppevereinigung teil, die in den verschiedensten Städten angeboten wurden.

Anfang März holten wir uns wieder „Anneliese" zur Hilfe, denn mit der Rundumbetreuung meiner Mutter war ich im Moment überfordert. Da sie in Holland allein lebte, betrachtete sie es für sich als eine Abwechslung und sie war absolut nicht zeitlich gebunden. Es bereitete ihr

Freude, uns auf diese Weise eine Unterstützung zu leisten.

Ein paar Tage später machte ich mit meinem Ehemann einen Kurzausflug nach Bad Krozingen. „Das Thermalbad wird uns sicher gut tun", meinte mein Mann. Mehrmals täglich hatte ich telefonischen Kontakt mit meiner Mutter. Das gewisse „Abschalten" war für mich sehr schwierig. Schon nach drei Tagen mussten wir die Rückreise antreten. Mama hatte ein ganz dickes, entzündetes Bein, lehnte jedoch energisch ab, einen Arzt kommen zu lassen. Anneliese wusste keinen Rat mehr. Nach unserer Ankunft konnten wir uns von dem Ernst der Lage überzeugen. Ich rief sofort den Hausarzt an und bat ihn zu kommen. Dieser wiederum orderte gleich einen Krankenwagen, der meine Mutter ins Krankenhaus brachte.
Vier Wochen später wurde sie ins Pflegeheim verlegt. Eine Versorgung und Betreuung in ihrer eigenen Wohnung war nicht mehr möglich. Mittlerweile saß sie überwiegend im Rollstuhl.

Diese Entscheidung hat mich sehr belastet. Wir hatten das Glück ein Einzelzimmer für sie zu organisieren, welches wir mit einigen ihrer persönlichen Sachen selbst einrichten durften. Jeden Tag besuchte ich sie und versuchte, ihr bei der Umstellung behilflich zu sein. Sie war sehr mürrisch und konnte sich mit den häuslichen Regeln nicht abfinden. Die Heimleitung bat mich, meine Besuche etwas einzuschränken, dann würde ihr es vielleicht etwas leichter fallen, sich zu integrieren. Und — auch ich sollte etwas Abstand bekommen, mir nicht so viel Sorgen machen. Mama ist gut versorgt. Ihr fehlt es an nichts, also konnte ich mich nun um mich selbst kümmern.

So einfach geht das jedoch nicht. Ich war von Selbstvorwürfen gequält, konnte kaum mehr schlafen, kam überhaupt nicht zur Ruhe. Ich schränkte die Besuche ein, indem ich nur jeden zweiten Tag ins Pflegeheim fuhr. Teilweise traf ich sie völlig verzweifelt an. Sie erzählte mir allerhand Missstände und wollte unbedingt wieder nach Hause. Anderen Tags traf ich sie völlig dement an, sie erkannte mich nicht. Fragte ich bei dem Pflegepersonal nach, erhielt ich die Aussage: „Das dürfen Sie sich nicht so zu Herzen nehmen, diese Situation ist völlig normal, wir tun unser Bestes. Sie können die Pflege zuhause nicht übernehmen, daran gehen Sie dann selbst zugrunde!"

Ich selbst war in den letzten Wochen mehrmals hingefallen. Ohne jegliche vorangegangene

Anzeichen bzw. Schwindel oder Stolperfallen, lag ich plötzlich am Boden. Es war auch unwahrscheinlich, dass es Aussetzer seitens der Gehirnfunktion waren, denn bewusstlos war ich nicht. Unsicherheit beim Laufen machte sich breit.

Ende Mai wurde meine Mutter wieder für drei Wochen ins Krankenhaus verlegt, die Demenz nahm zu. Für drei Tage wurde sie ins Pflegeheim zurückverlegt. Dann stürzte sie und zog sich einen Oberschenkelhalsbruch zu. Und wieder Verlegung ins Krankenhaus, sie wurde operiert. Die Wunde wollte nicht heilen — sie war nun voll bettlägerig.

Meine Ängste und Sorgen stiegen ins Unermessliche. Fast jeden Tag saß ich an ihrem Bett und musste mit ansehen, wie der Gesamtzustand immer schlechter wurde. Ich hatte immer das Gefühl helfen zu müssen, konnte es aber nicht. Und immer wieder quälten mich die Gedanken: „Es war bestimmt ein Fehler, sie im Pflegeheim unterzubringen. Das Personal hatte nicht genug aufgepasst und demzufolge ist sie gestürzt. Wäre das zuhause auch passiert? Muss ich mir die Schuld aufladen? Aber was soll ich denn tun, ich kann doch nicht alles selbst machen!" Ich merkte, dass ich völlig überfordert war. Entspannung war überhaupt nicht mehr möglich.

Wir beschlossen, am ersten Wochenende im August ins Frankenland zu fahren, um auf andere Gedanken zu kommen. Plötzlich bekam ich kolikartige Bauchschmerzen. Mein Mann ließ in der Nacht von Samstag auf Sonntag im Hotel einen Notarzt kommen. Dieser verabreichte mir eine krampflösende Spritze und empfahl uns mit dem Auto sofort nach Hause zu fahren, um am Heimatort einen Arzt zu konsultieren. Mit Müh und Not waren wir sonntagnachmittags zuhause.

Da die Schmerzen sich steigerten und unerträglich wurden, fuhr mein Mann mich noch abends zur Notaufnahme ins Krankenhaus. Dort wurde nach eingehender Untersuchung ein Darmverschluss festgestellt. Es folgte eine Notoperation mit großem Bauchschnitt. Gut, dass alles relativ schnell ging.

Als ich aus der Narkose aufwachte und ich das erste Mal mit einer Schwester sprechen konnte fragte ich, ob ein künstlicher Darmausgang gelegt worden war. Die Antwort war nein. Mir fiel ein Stein vom Herzen. Ich kann mich erinnern, dass ich einige Schläuche an mir hängen hatte. Aber da fiel mir ein, dass ich nach meiner Magenoperation auch so viele Schläuche gehabt hatte. Diese blieben 5 Tage und dann wurde ich erlöst. Ich dachte bei mir: Das war ja bestimmt so eine ähnliche Operation und da musst Du eben wieder diese 5 Tage aushalten und tapfer sein und dann wird alles wieder gut. Als dann Visite war sah ich auch die Narbe, die so ähnlich aussah wie damals nach der Magen-OP. Es hing auch ein Schlauch aus dem Bauch (wahrscheinlich damit das Wundwasser ablaufen soll). Am nächsten Tag war der Schlauch herausgerutscht. Zuerst habe ich mich erschrocken, es muss wohl nachts passiert sein. Ich machte mir auch Gedanken wie der Schlauch denn nun wieder rein käme. Bei der Visite wurde dann aber gesagt, das wäre nicht so schlimm, der bräuchte nicht wieder rein.

Doch dann wurde bei jeder Visite an der Wunde mit der Pinzette gezupft und mit dem Scherchen geöffnet. Ich war ziemlich ängstlich, es ziepte und war nicht gerade angenehm. Ich fragte immer: „Was machen Sie denn da?" Die Ärzte sagten: „Ach das ist nichts Schlimmes, nur etwas faules Fleisch. Wenn man das abschneidet, tut es nicht weh." Und — es stank fürchterlich. Der Verwesungsgeruch drang durch die Bettdecke. Ich sollte auch duschen gehen, damit ich mich wieder frisch fühle. Ich fragte, mit was ich mich denn duschen solle, etwa mit meinem Duschgel

– oder haben Sie denn irgendwas Medizinisches? Nach dem ersten Duschen konnte ich mir ein privates Nachthemd anziehen. Nach ein paar Stunden war es jedoch blutig und stank auch fürchterlich. Ich ließ mir wieder ein Flügelhemd geben. Auch die Handtücher waren total versaut. Mein Mann nahm nachmittags die Tüte mit der Wäsche mit. Es stank erbärmlich. Von da an habe ich bis zur nächsten OP kein privates Nachthemd mehr angehabt und auch die Handtücher zum Duschen brachte immer die Pflegeschülerin mit. Sie war mir beim Duschen behilflich, denn mir war die Wunde irgendwie unheimlich!

Es entstanden zunehmend Nekrosen der Fascien im Wundbereich. Mehrmals wurde die Wunde ein wenig geöffnet und ausgeduscht. Innerhalb von 14 Tagen erfolgten noch drei weitere Notoperationen. Die abgestorbenen Anteile der Bauchmuskulatur mussten immer wieder neu entfernt werden. Die Bauchwunde wurde offen gelassen und sollte nun offen behandelt werden — ein Loch von etwa 15 cm Durchmesser. Diese Öffnung wurde täglich mit sterilen, feuchten Tüchern abgedeckt. Man erklärte mir, die Wunde müsse nun von innen heraus langsam heilen und zuwachsen, dies würde etwa 3 – 4 Monate dauern.

Die Ärzte waren sehr überlastet. Teilweise hatten sie 2 Tage hintereinander Dienst!

Meines Erachtens ließ die Hygiene sehr zu wünschen übrig. Wegen der großen Hitzewelle war das Fenster meines Einzelzimmers Tag und Nacht weit geöffnet. Tauben und andere Vögel machten sich auf dem davor liegenden Außenbereich breit. Auf der innen gelegenen breiten Fensterbank lagerten in teils geöffneten Kartons Verbandsmaterial und Einweghandschuhe.

Es war von Anfang an bekannt, dass ich keine Milchprodukte, Eier und Zucker essen darf. Täglich bekam ich Joghurt, Pudding und vor allen Dingen Käse serviert. Ich bat um Ersatz, zum Beispiel Obst oder Wurst, aber es war auf der Station nichts dergleichen vorrätig. Nach mehrmaligem Bemängeln war auch die Diätassistentin des Öfteren an meinem Bett und versprach Abhilfe. Es half nichts. Dieser Zustand änderte sich bis zum letzten Tag nicht.

Mein Körper war sehr geschwächt. Ich konnte nicht mehr! Zudem machte sich eine Lungenentzündung breit. Erst auf Nachfrage meines Sohnes verabreichte man mir Blutkonserven. Außerdem folgten psychologische Gespräche. Auch mein Lebenswille schwand. Ich hatte das Bedürfnis, mich von meinem Mann und den Kindern zu verabschieden. Eine Dame vom Hospiz setzte sich an mein Bett. Es folgten ausführliche Gespräche. Sie erkannte den Ernst der Lage. Tröstende Worte waren nicht mehr hilfreich, aber allein die Anwesenheit, ein Streicheln und stille Blicke taten gut.

Die Tage und Wochen vergingen – ich hatte viel Zeit zum Nachdenken. Meine Gedanken schwebten wie in einem luftleeren Raum. Ohne Kraftanstrengung ließ ich mich treiben. Hatte ich Angst? Nein, mir war alles egal, es gibt bestimmt eine „Höhere Instanz", die über mein weiteres Schicksal entscheiden wird. Nennt man das ‚beten'?

Etwa 3 Wochen später erfolgte eine weitere Operation. Die Bauchwunde wurde mit einer Hauttransplantation vom Oberschenkel ver-schlossen. Es war ein Versuch wert. Zwei Wochen später konnte ich das Krankenhaus verlassen, um anschließend eine Rehabilitation anzutreten. Mein Leib war vorübergehend wieder hergestellt. Die Bauchdecke war zwar optisch geschlossen, aber ich hatte immer ein unsicheres Gefühl. Jede Erschütterung, ob beim

Gehen oder Autofahren, erzeugte Angst. Als Schutz trug ich eine Leibbinde, später wurde mir dann ein festes Korsett angefertigt. Aber die Angst und Unsicherheit blieb.

Übrigens, während genau dieser Zeit, als ich die fünf Operation innerhalb weniger Wochen über mich ergehen lassen musste, wurde meine Mutter – die in einem anderen Krankenhaus in unserer Stadt lag - noch amputiert. Vormittags besuchte mein Ehemann sie, und nachmittags saß er an meinem Bett. Für meinen Mann war diese tragische Doppelbelastung ganz schlimm. Meine Mutter verstarb und wurde beerdigt. Den Tod hat er mir erst später mitgeteilt.

Verzweiflung

In der letzten Oktoberwoche 1999 war ich endlich wieder zuhause. Dass ich dies, nach all den bitteren Erlebnissen der letzten Monate, noch erleben durfte, grenzte für mich an ein Wunder. Nun hieß es erst mal wieder zu Kräften kommen! Mein Körper hatte sehr gelitten, ich hatte viel an Gewicht abgenommen. Wenn ich in den Spiegel schaute, hatte ich den Eindruck, es stand mir ein wandelndes Skelett gegenüber. Meinen Bauch konnte ich überhaupt nicht ansehen, geschweige denn berühren. Ich ekelte mich vor mir selbst. Die Bauchdecke glich einem kinderkopfgroßen Luftballon, der Bauchnabel war nur noch ansatzweise - seitlich verschoben – angedeutet zu erkennen. Und dann — die ständige Angst, dieser ‚Luftballon' könnte bei irgendwelcher Kontaktierung platzen. Wie hat man mich zusammengeflickt! Aber — ich lebe!

In der Tageszeitung entdeckte ich ein Inserat:
„Am 02.11.99 wurde eine Interessengemeinschaft „KRÄHE" gegründet. Patienten oder deren Angehörige, die nach

einer erfolgreichen Operation im Krankenhaus (in welchem auch ich lag) **erkrankt oder verstorben sind, ebenso Patienten, die glauben, in dieser Klinik fehlerhaft behandelt worden zu sein, können sich an uns wenden."**

Nach einigen Zweifeln nahm ich Ende November Kontakt auf.

Ich trug meinen Krankheitsverlauf vor. Nach mehrmaligen Zusammenkünften wurde mir geraten, zum Rechtsanwalt zu gehen und Klage einzureichen. Eigentlich war ich viel zu schwach und müde, diesen Weg zu gehen. Aber ich war ja schließlich kein Einzelfall. Und da kommt dann eben dieser überzeugende Gedanke: „Hier stimmt irgendwas nicht!" Nach einem Beratungsgespräch beim Anwalt, pflichtete er mir zustimmend bei: „Wenn keiner was tut, kann auch nichts verändert werden. Andere Menschen könnten dann Ähnliches erleiden."

Mein Leben hatte sich total verändert. Nichts ging mehr so, wie ich es wollte. Alles was ich tat war beschwerlich und mir blieb nichts anderes übrig, als mich durch jeden anbrechenden Tag durchzuschleppen. „Das braucht eben seine Zeit, bis du wieder auf die Beine kommst", wurde ich getröstet.

Wenn ich schon körperlich beeinträchtigt war, so wollte ich doch wenigstens geistig tätig sein. Ich nahm wieder intensiv Kontakt zu der Selbsthilfegruppe der Fibromyalgie auf. Es tat mir leid, dass ich monatelang kaum den Kontakt pflegen konnte. Bei einem dieser Zusammenkünfte wurde ich kurz vor meiner Erkrankung noch zur stellvertretenden Kassenführerin gewählt. Das werde ich doch nun wieder schaffen, dachte ich mir – und es wird mich von meinen Ängsten etwas ablenken. Die Schmerzen konnte ich nur mit Medikamenten einigermaßen im Griff halten. Tabletten und Tropfen waren inzwischen ein fester Bestandteil meiner Nahrungsaufnahme. Die Dosis wurde auch immer mehr gesteigert.

Aber das „Schlimmste im Moment" war das Leben mit meinem Bauch. Jeder Schritt machte sich wie eine Erschütterung durch den Körper bemerkbar — und dann kam die Angst! Die elastische Leibbinde, welche ich seit der Operation Tag und Nacht trug, war zu klein um die Bauchdecke vollständig zu halten. Eine zweite Leibbinde zum Wechseln solle mir der Hausarzt verschreiben. Dieser lehnte mit der Begründung ab: „Sie können diese ja abends waschen und über Nacht ist sie trocken." Anfang Mai hatte ich einen Termin zur

Begutachtung beim ‚Medizinischen Dienst', um evtl. eine Kurmaßnahme in Anspruch nehmen zu dürfen. Diese wurde leider nicht bewilligt. Es wurde eine Anfertigung eines maßgeschneiderten Stützmieders in Auftrag gegeben. Einerseits war ich nicht erfreut, diesen festen Panzer (gerade jetzt im Sommer) tragen zu müssen, andererseits hatte ich jedoch ein gewisses Gefühl der Sicherheit.

Auf Dauer war dies aber keine Lösung. Im Juni 2000 stellte ich mich, auf Anraten meines Psychotherapeuten, bei welchem ich laufend in Behandlung war, in einer Chirurgischen Ambulanz in Herdecke vor. Die Überlegung, eine operative Verbesserung der Bauchdeckensituation mittels einer sogenannten Flügelplastik, stand an. Zu diesem erneuten Eingriff konnte ich mich nicht entschließen. Schon bei dem Gedanken an eine Operation breitete sich Panik aus.

Was war das doch für ein bescheidendes Dasein! Mir gingen die schlimmsten Überlegungen durch den Kopf. Auf Unternehmungen hatte ich überhaupt keine Lust mehr. Es war nur ein vor sich hin leben, um die anstehenden Termine wahrzunehmen. Zwischendurch kam dann ein Aufflackern und ich versuchte eine Lösung zur

Bekämpfung der ständigen Schmerzen zu finden.

Im Oktober 2000 stellte ich mich im Krankenhaus in einer Schmerzambulanz vor. Mir wurde Wassergymnastik verordnet. Oh Hilfe! Ich konnte doch nicht mit meinem Bauch in ein Wasserbecken. Also, es musste erst mal vom Sanitätshaus ein Badeanzug mit verstärktem Bauchteil angefertigt werden. Zögerlich nahm ich verkrampft und ängstlich an den Wasserübungen teil, mit dem Ergebnis gleich Null.

Ich suchte ständig nach Irgendjemandem, der mir helfen würde. Meinen völlig verzweifelten Zustand offenbarte ich wieder einmal meinem Psychotherapeuten. Ich muss an dieser Stelle einmal erwähnen: Er war der einzige Mensch, dem ich mein vollstes Vertrauen schenkte. Bei ihm hatte ich das Gefühl, er hört mir zu und kann mich auch verstehen. Meinem Hausarzt, den ich ebenfalls regelmäßig konsultierte, tat es zwar leid, dass ich dieses Leid ertragen musste, aber er meinte „mit diesem Schicksal müssen Sie leben".

Hoffnung ist nicht die Überzeugung,

dass etwas gut ausgeht,

sondern die Gewissheit,

dass etwas Sinn hat,

egal wie es ausgeht.

(Vaclav Havel)

Start ins neue Leben

Januar 2001 — ich ringe und kämpfe mit mir selbst. Was war geschehen? Der letzte Besuch beim Psychotherapeuten war der Auslöser. Er hatte mir angeraten, mich in einer chirurgischen Praxis, hier vor Ort, vorzustellen. Der Arzt möge sich mal meinen Bauch anschauen.

Meine Reaktion: „Niemals - ein Chirurg will doch nur schneiden, das ist doch sein Job. Und wenn er dann womöglich den Bauch berühren will, das kann ich nicht ertragen."

„Aber ich habe doch gemeint **anschauen**! Sie können ihm doch sagen, dass er Sie nicht anfassen soll" entgegnete er. „Ich bin fast der Überzeugung, dieser Mann könnte Ihnen einen Rat geben. Bitte lassen Sie sich das durch den Kopf gehen und machen Sie einen Termin aus."

Nach eingehendem Zuraten meines Ehemannes, der mich auch an das gewisse Vertrauen erinnerte, stimmte ich einem Anschauungstermin zu.

Mein Mann brachte mich in die Praxis und verabschiedete sich mit den Worten: „Das wird ja etwas länger dauern, ich geh' mal ein Stündchen durch die Stadt und hole dich dann wieder hier ab."

Nach wenigen Minuten wurde ich schon ins Sprechzimmer gerufen. Aufgeregt und voller Anspannung trat ich vor diesen, mir fremden Mann. Ich berichtete in kurzen Zügen, mit zittriger Stimme, über das Geschehene der letzten 15 Monate.

„Darf ich mal sehen?" Mit Tränen in den Augen öffnete ich das Stützmieder. Mein Blick haftete an seinen entsetzenden Augen, als ihm dieses ‚Monstrum Bauch' entgegen quoll. Kommentarlos griff er zum Telefonhörer und orderte: „Können Sie mich bitte mit dem Professor verbinden? — Bitten Sie ihn, mich sofort zurückzurufen. Ich habe vor mir eine Patientin mit einem etwa 2 handtellergroßen Bauchdeckendefekt sitzen und warte — danke." Er legte auf und meinte zu mir: „Ich kenne einen Spezialisten, dem ich Ihren Problemfall vortragen möchte. Er wird sich sicherlich jeden Moment melden, wir müssen warten."

Wenige Minuten später kam die Verbindung zustande. Eine für mich teilweise unverständliche Fachdiskussion endete mit den Worten: „Ja gut, meine Patientin ruft Sie zurück." Er wendete sich mir zu und sagte: „Sobald Ihr Mann wieder hier ist um Sie abzuholen, möchte ich Sie Beide sprechen, um eine sofortige Vorstellung in einem Duisburger Krankenhaus abzusprechen."

Ich setzte mich erst ins Wartezimmer, aber das hielt ich nicht aus - ich brauchte frische Luft. Wo war mein Mann? Ich musste ihn suchen! — Wie in Trance verließ ich die Praxis, machte mich ziellos auf den Weg in die Fußgängerzone. Irgendwo musste er doch sein! Mit Tränen überströmt lief ich ihm auf einmal in die Arme. „Du musst mir helfen, ich kann nicht mehr. Der Arzt will uns sofort sprechen."

Wieder zurück in der Praxis: Die Sprechstundenhilfe führte uns auf direktem Wege ins Sprechzimmer. „Morgen bringen Sie bitte ihre Frau nach Duisburg ins Krankenhaus. Mein Kollege - ein Spezialist - wird versuchen Ihrer Frau zu helfen. Ein Bett ist schon reserviert" sagte der Arzt zu meinem Mann gewandt. Ich war völlig aufgelöst und durcheinander. „Nein, nein, nein, das will ich nicht" erwiderte ich. Der Arzt wurde energisch laut: „Sie wissen selbst, dass Sie mit diesem Bauch (die Haut ist papierdünn) nicht weiterleben können! Wollen Sie leben? Soll der Professor Ihnen helfen? Dann aber sofort!" Unmissverständlich wurde mir somit buchstäblich die ‚Pistole auf die Brust gesetzt' und die Entscheidung abgenommen.

Am nächsten Tag fügte ich mich also meinem Schicksal. Ob ich wohl jemals wieder lebend nach Hause zurückkommen werde? Einerseits musste ich dankbar sein, dass wir endlich eine Hoffnung schöpfen konnten, andererseits quälte mich eine nicht zu beschreibende Angst vor der Behandlung. Voller Zweifel ließ ich mich treiben …

Nach der Eingangsuntersuchung klärte mich der Herr Professor auf: „Ich werde Ihnen bei der Beseitigung dieser monströsen Narbenhernie mit Verwachsungsbauch helfen. Dazu ist es erforderlich, die Bauchmuskulatur erst mal ausreichend zu dehnen. Dies erfolgt mittels mehrmaliger Gasbefüllung des Bauchraumes. Nach etwa 3 Wochen kann ich dann eine Reparatur-Operation vornehmen. Ich werde die Hauttransplantation entfernen und dann die Bauchlücke wieder korrekt verschließen.

Ähnliche Operationen habe ich erfolgreich durchgeführt. Allerdings muss ich gestehen, in dieser Größenordnung bisher noch nicht. Ich bin aber sehr zuversichtlich, vertrauen Sie mir!"

Am folgenden Tag wurde das erste von sieben Pneumoperitoneums angelegt. Durch die Bauchwand wurden jeweils 1500 – 2000 ml O_2 eingefüllt. Mein Leib wurde immer dicker. Nach 18 Tagen glich ich einer mit Zwillingen hochschwangeren Frau. Ich war prall bis über den Brustbereich. Nun konnte die entscheidende Operation durchgeführt werden.

Mittlerweile hatte ich zum Herrn Professor auch ein sehr großes Vertrauensverhältnis aufgebaut. Er war mein letzter Strohhalm, an den ich mich nun festklammern musste. Es gab keinen anderen Weg, nun musste ich alle Kraft aufbringen, ich will doch leben! Und — auch diese komplizierte Operation habe ich überstanden. Als ich aus der Narkose aufwachte, fühlte ich ganz vorsichtig meinen Körper ab. Ich fühlte einen großen Verband, konnte mir jedoch noch kein Urteil erlauben. Aber, ich lebte! Erschöpft schloss ich wieder die Augen.

Erst am nächsten Tag war ich in der Lage festzustellen: Die Reparatur war geglückt! Am zehnten, elften und zwölften Tag wurden die Wundklammern entfernt. Eine Woche später durfte ich wieder nach Hause.

Es kann doch nur besser werden

Wieder daheim! Glücklich müsste ich sein! Oh, wie nahe war ich doch der Situation ‚die Radieschen von unten anzuschauen'! Na gut, ich lebe! Aber wie ging es mir wirklich? Wie ein Häufchen Elend schlich ich durch die Wohnung. Ich hatte das Gefühl, als hätte man mir ein starres Brett in den Bauchraum eingepflanzt. Der ganze Leib fühlte sich taub an. Vom Kopf her hatte ich den Wunsch, endlich wieder was tun zu müssen, aber es ging einfach nicht. Für die groben Hausarbeiten hatten wir jetzt eine ständige Haushaltshilfe, mir reichte schon das Staubwischen. Es würde noch etwas Zeit brauchen, bis ich wieder zu Kräften komme, wurde ich getröstet.

Auch die Seele hatte sehr gelitten. Die Angst vor einer erneuten OP blieb – übrigens, bis zum heutigen Tage. Seit diesem „bedauerlichen Einzelschicksal" (wie man es nannte) ist meine Lebensqualität um die Hälfte gesunken. Die Bauchbinde trage ich noch heute - nach 10 Jahren. Ganz besonderen Dank muss ich meinem Mann aussprechen, der mir mit viel

Verständnis in dieser sehr schweren Zeit beiseite stand und mir allzeit Trost und Mut zusprach.

Ja, wie ging es meinem Ehemann, wie hat er eigentlich die letzten zwei Jahre verkraftet? Die Sorge um mich hat ihm so manche schlaflose Nacht bereitet. Es war nicht einfach für ihn, Selbstverpflegung und Wäsche zu bewerkstelligen. Das große Haus und Grundstück mussten nebenbei ebenfalls in Ordnung gehalten werden. Wie sagt man immer: „Eigentum verpflichtet." Und trotz allem war es ihm nie zu viel, fast täglich die Fahrten ins Krankenhaus auf sich zu nehmen, um – manchmal völlig ratlos – an meinem Bett zu sitzen und meine Hand zu halten. Nicht zu vergessen: Die alleinige Bewältigung des Ablebens meiner Mutter und deren Bestattung. In seinem ja schließlich auch schon fortgeschrittenen Alter von fast 73 Jahren ist diese unendliche Belastung nicht mit einer Selbstverständlichkeit abgetan.

Mein sehnsüchtiger Wunsch nach Genesung schritt nur langsam voran. Ich musste es schaffen, meine Muskulatur etwas aufzubauen, damit ich meinen Mann bald wieder entlasten kann. Mir wurde Wassergymnastik verordnet. Was heißt Wassergymnastik, es war eher ein

Wasserwandeln! Doch es blieb ja immer noch das Problem der ganzkörperlichen Schmerzen.

Erneut nahm ich Kontakt mit einer Schmerzambulanz auf. Viele Fragebogen mussten ausgefüllt werden. Ein Schmerztagebuch wurde angelegt. Nach etlichen Gesprächen wurden mir Opiate verordnet. Bei kontrollierter vorübergehender Einnahme ist angeblich eine Suchtgefahr ausgeschlossen. Dieser Medikation stimmte ich vorübergehend, jedoch zweifelhaft, zu.

Von meinem hiesigen Psychotherapeuten, sowie auch Mitgliedern der Fibromyalgie-Selbsthilfegruppe, wurde mir empfohlen, einen ganz bestimmten Arzt für Nervenheilkunde (Dr. H. in Düsseldorf) aufzusuchen. Er wurde als Spezialist für dieses Krankheitsbild bezeichnet. Der Nachteil: Die Praxis war völlig überlaufen. Nur mit Beziehungen konnte ich in absehbarer Zeit einen festen Termin ausmachen. Trotz festgelegtem Besuchstermin musste man jedoch noch immer mit einer Wartezeit von etwa 3 Stunden rechnen, um dann endlich im Sprechzimmer zu sitzen.

Nach eingehender Untersuchung wurde eine Bestimmung der Nervenleitgeschwindigkeit durchgeführt. Diagnose: Fibromyalgie und Polyneuropathie (eine Erkrankung der peripheren Nervenfasern). Auch er war der Meinung, dass nur die Einnahme von „Opioiden", also starken Schmerzmitteln aus der Gruppe des Morphins, wirksam sind. Bei richtiger Anwendung durch einen erfahrenen Arzt sind sie gut verträglich. Die Gefahr einer Abhängigkeit ist dann nur gering. Übelkeit, Erbrechen und Stuhlverstopfung gehören allerdings zu den häufigsten Nebenwirkungen dieser Schmerzmittel.

In regelmäßigen Abständen nahm ich die Arzttermine wahr. Mit Einnahme der verordneten Schmerzmittel konnte ich die akute Schmerzsymptomatik etwas lindern. Eine allgemeine Besserung konnte ich jedoch nicht verzeichnen. Um eventuell eine bessere Wirkung zu erzielen, müsste bestimmt die Dosierung erhöht werden, dachte ich mir. Davor hatte ich jedoch Angst. Von anderen Betroffenen hatte ich so oft erfahren, dass man schnell in eine gewisse Gewöhnung reinrutscht und nur eine kontinuierliche Steigerung der Medikation wirksam ist. Nein, nein, nein – das will ich nicht! Es musste einen anderen Weg geben!

Im August 2001 meldete ich mich, auf Anraten der Selbsthilfegruppe, zu einer Akupunkturbehandlung durch meinen Hausarzt an. Die Kosten wurden von der Krankenkasse nicht erstattet. Einen Versuch war es mir aber wert. Nach etwa 5 Wochen, beim Abschlussgespräch, konnte ich jedoch nicht wirklich ein Urteil über Erfolg abgeben. Mein Arzt schlug mir eine Eigenblutspritze vor. Eigenbluttherapie wurde bereits vor Jahrtausenden von Chinesen und Ägyptern eingesetzt, um die Abwehrkräfte anzuregen. In Europa gab es erst ab Ende des 19. Jahrhunderts Versuche mit dieser Heilmethode. Es wäre doch auch wieder ein Hoffnungsschimmer, also war ich einverstanden.

Bei genauer Überdenkung des bisherigen Krankheitsverlaufes, fallen mir plötzlich Dinge ein, die ich an dieser Stelle einfach mal notiere:

1. Probleme schlugen bei mir vor Jahren meist auf den Magen. Nach der 2/3-Entfernung desselben – es war ja kein Platz mehr da - verlagerten sich Kummer und Sorgen auf

2. meinen Leib, in dem das „Sonnengeflecht" stationiert ist. Ich war

wahrscheinlich nicht intensiv dazu bereit, mir mittels Autogenem Training oder ähnlichem meinem Körper Ruhe zu gönnen. Mein Körper rebellierte und musste Gewalt anwenden.

3. Darmverschluss war die Reaktion. Man kennt den Ausspruch „das ist mir auf den Darm geschlagen". Auch existiert im Volksmund die Aussage „ich habe ein Bauchgefühl" oder „das habe ich aus dem Bauch entschieden". Nach dem unglücklichen Operationsverlauf, war mein Bauch aber nicht mehr da, bzw. verletzt und taub.

Lebensumstände ändern

Es soll erwiesen sein, dass sich traumatische Ereignisse (z.B. Verletzung, Operation), Infektionen und Stress begünstigend auf eine Fibromyalgie auswirken. Bedingt durch die Schmerzen, nimmt der Betroffene häufig eine Schonhaltung ein. Es kommt zusätzlich zu Schmerzen an den Bändern und Muskeln um das Gelenk herum. Fehlhaltungen sind vorprogrammiert und ein Teufelskreis beginnt Die den gesamten Organismus betreffende Fibromyalgie führt auf Dauer zu einem chronischen Verlauf, bei dem sich der Betroffene aus dem aktiven Leben zurückzieht.

Nun, nachdem mein Körper allmählich etwas Stabilität gewonnen hatte, machten mein Ehemann und ich uns Gedanken über die künftigen Lebensgewohnheiten. Was können wir tun, um die uns noch relativ wenigen verbleibenden Jahre, etwas leichter – mit minimaler Kraftanstrengung - zu verbringen? Wir wollten uns auf keinen Fall aus dem aktiven Leben zurückziehen! Im Gegenteil, der Wunsch lebte auf, gemeinsam mehr Zeit für Hobbys und

Reisen zu haben. Einfach ausgedrückt: Den Lebensabend genießen!

Folglich machten wir uns ernsthaft Gedanken darüber, das Haus zu verkaufen und in eine Eigentumswohnung umzusiedeln. Keines unserer Kinder wollte und konnte uns bei der regelmäßigen Pflege des Hauses helfen, da sie alle privat und beruflich ihren eigenen Kampf des Lebens meistern mussten und auch teilweise ihren Wohnsitz andernorts gewählt hatten. Der ganze Ärger mit der Arbeit rund um das Haus: Hauseingangstreppe schrubben, Einfahrt kehren, im Winter in aller Herrgottsfrüh Schnee schippen, Mülltonnen in der Gegend herumziehen, Dachrinnen säubern, Rasen mähen, Hecke schneiden, Unkraut jäten. All diese Tätigkeiten, denn Eigentum verpflichtet, wurden meinem Mann allmählich zu viel. Es bestand auch wenig Hoffnung, dass ich ihm jemals wieder dabei helfen könnte.

Unser Haus befand sich in einer ruhigen Wohngegend am Stadtrand. Für junge Leute, die noch nicht an das Alter denken und ein Auto haben, ist das alles kein Problem. Im Alter jedoch können gerade hier Schwierigkeiten auftreten. Man kann die Treppen im Haus nicht mehr so sicher rauf und runter gehen. Um einzukaufen oder einen Arzt aufzusuchen waren wir auf ein Auto angewiesen oder mussten mit den öffentlichen Verkehrsmitteln fahren. Wenn man aber aus gesundheitlichen Gründen nicht mehr Auto fahren kann oder will, dann bist du verraten und verkauft. Immer brauchst du Jemanden, der das für dich tut – wenn du einen findest. Da nützt dir dann das Eigentum im Grünen nichts mehr.

Aus diesem Grunde suchten und fanden wir dann einen Bauherrn, der sich mit dem altersbedingten Problem befasst hatte. Er plante den Bau einer sogenannten Seniorenresidenz. Wir machten die Entdeckung, dass auch andere Leute, welche im Alter Beschwerden hatten, großes Interesse hatten, diesen Weg der Umorientierung zu gehen.

Hier würden 16 Eigentumswohnungen, die alle behindertengerecht sein sollten (breitere Türen, keine Stolperfallen, Aufzug u.v.m.) mit Berücksichtigung persönlicher Wünsche entstehen. Und dies alles im Zentrum unserer Stadt. Alles ist in der näheren Umgebung. Ob es die Ärzte, die Apotheken, der Frisör oder die Geschäfte zum Einkaufen sind, sie werden ebenerdig (im Notfall auch mit Rollstuhl) zu erreichen sein. Ein Café- und Restaurantbetrieb im Erdgeschoß ist das ‚Tüpfelchen auf dem i'. Hat man keine Lust zu kochen, geht man einfach runter oder lässt sich etwas bringen. Auch ein komplett eingerichteter Gemeinschaftsraum mit Küche und Toilette ist im Erdgeschoß vorhanden und für Jeden nutzbar (z. B. Geburtstagsfeier). Jeder kann bis ins hohe Alter in der eigenen Wohnung leben. Ein Hausmeister mit Putzdienst wird all die schweren Arbeiten übernehmen.

All dies entsprach genau unseren Vorstellungen. Doch nun musste schnell eine Entscheidung getroffen werden: Was tut man zuerst? Einen Käufer für das Haus finden oder das neue Objekt erwerben? Kurz entschlossen entschieden wir uns für die zweite Version. Wer weiß, wie lange es dauern würde einen passenden Käufer zu finden. Und dann wäre wiederum womöglich im Moment kein vergleichbares Angebot für uns verfügbar.
Im Dezember 2001 haben wir uns für den Kauf einer Eigentumswohnung, knapp über 100 qm mit zwei Balkonen, entschieden. Bis zur Fertigstellung und zum Einzug dauerte es noch ein ganzes Jahr. Während dieser Zeit musste also nun der Verkauf unserer Doppelhaushälfte mit ausreichend Platz für drei Generationen, von statten gehen.

Uns tat dieser Schritt sehr weh. Hätte nicht eines unserer Kinder alles übernehmen können? Warum hat mein Mann eigentlich vor 40 Jahren so großzügig gebaut? Ganz einfach: Nach dem alten Strickmuster – für die Familie! Er dachte damals: „Ich bin in den besten Jahren, stark und voller Schaffenskraft und werde mir ein Haus bauen. Für mich, meine Frau (die ihn nach 30 Jahren verließ) und die Kinder. Meine Eltern werden auch mit einziehen. Und ich werde einen Baum oder sogar mehrere pflanzen. Das ist der Grundstock für ein zufriedenes, besseres Leben. Die Kinder sollen es leichter haben. Wenn ich alt bin werden sie die Gartenarbeiten erledigen und ich werde stolz auf einer gemütlichen Bank sitzen oder meinen Rundgang machen. Die Kinder werden das Grundstück in meinem Sinne weiter pflegen und sich wohl fühlen. Uns wird es peu à peu besser gehen, denn durch Gemeinsamkeit sind wir stark!"

Vertan, vertan, die Kinder wollen es aber anders. Warum? Liegt es vielleicht daran, dass sie in ihrer Jugend nur den arbeitenden Vater vor Augen hatten, der neben seinem Beruf in den Abendstunden und an Wochenenden mit vollem Einsatz dieses Eigentum geschaffen hat?! Sie haben aber doch trotz allem nichts vermisst. Sie hatten eine glückliche Kindheit. Vielleicht sind ja auch die Kriegsjahre und der Wiederaufbau daran schuld. Aus der Armut heraus selbst etwas schaffen, war unsere Devise. Das kann die jüngere Generation manchmal schlecht verstehen.

Abschied vom Haus

Mit intensiven Planungen starteten wir ins Jahr 2002 und in eine teils ungewisse Zukunft. Wie soll das denn alles zeitlich ablaufen? Haben wir uns richtig entschieden, als wir beim Notar unterschrieben haben? Wird die Organisation der nahtlosen Übergabe zu realisieren sein? Werden die finanziellen Voraussetzungen im Ablauf sich mit unseren Vorstellungen decken? Viele Fragen und unbefriedigende Antworten! Mutig, mit positiven Gedanken starteten wir den „Neuanfang". — „Wir schaffen das schon!"

Natürlich gab es oft Tage des Zweifels und Gedanken mit Wehmut. Besonders, wenn wir den Freunden und Bekannten von unserem Vorhaben berichteten und die entsetzte Antwort kam: „Wie könnt ihr nur – das schöne Grundstück – das kann man doch nicht einfach aufgeben!" Und wenn wir dann erwiderten: „Sollen wir warten, bis wir noch älter sind und dann vielleicht gar nicht mehr in der Lage sind, die Abwicklungen eines Hausverkaufs selbst zu regeln? Irgendwann kommt dann der Zeitpunkt, wo es dann Andere für uns tun und uns eventuell ins Pflegeheim schicken. Das wollen wir nicht!" Als Nächstes kam die Frage: „Ja kann das Haus nicht eines eurer Kinder übernehmen?" „Das hätten wir auch gerne gesehen, aber leider ist das nicht möglich."

Ganze Berge von Arbeit kamen auf uns zu. Wir mussten uns erst mal ein Konzept festlegen, in welcher Reihenfolge was und wann etwas geschehen muss. Als erstes musste den Mietern im Haus gekündigt werden. Nach dem Tod meiner Mutter hatten wir die Einliegerwohnung wieder fremd vermietet. Auch dem ältesten Sohn meines Ehemannes (44 Jahre alt), der ein separates Appartement bewohnte, teilten wir unser Vorhaben mit. Er reagierte mit Unverständnis, denn er glaubte, immer und ewig Anspruch auf seinen elterlichen Unterschlupf zu haben. Aber der zu erwartende Käufer würde mit Sicherheit ein leeres Objekt übernehmen wollen! Der nächste Schritt war ein Exposé zu entwerfen, um das Haus beim Makler und auch in der Presse anzubieten.

Parallel hierzu hielten wir es für notwendig, den mittlerweile begonnenen Bauablauf der „Seniorenresidenz" zu verfolgen. Fast täglich fuhren wir zur Baustelle, fotografierten und filmten den Fortschritt des Rohbaues. Zwischendurch fanden etliche Zusammenkünfte mit dem Bauherrn statt. Wir wollten sicher gehen, dass, wenn der Innenausbau starten würde, die Aufteilung der Wohnung nach unseren Vorstellungen konzeptiert wird. Zum Beispiel hatten wir uns ein paar Jahre vorher eine neue Einbauküche gekauft, und diese sollte folglich mit möglichst minimalen Änderungen wieder aufgebaut werden. Auch Wohn-, Ess-, sowie Schlafzimmermöbel sollten optimal platziert werden können.

Mein Mann war intensiv damit beschäftigt, sämtliche angesammelten Güter zu minimieren. Man kann sich kaum vorstellen, was sich so alles im Leben ansammelt, das man in einem so großen Haus problemlos unterbringen kann. Und nun steht man plötzlich vor der Situation in eine 100 qm große Wohnung umzuziehen. Wohin mit dem ganzen Zeug? Was ist mir wichtig? Wovon kann ich mich trennen? Schritt für Schritt kann man sich da nur von einem Raum zum anderen durchforsten. Viele Dinge, wie etwa Gartengeräte könnten wir evtl. verkaufen oder der neue Besitzer ist vielleicht bereit, einiges zu übernehmen.

Ich hatte nebenbei immer noch diverse Arzttermine, sowie die regelmäßigen Treffen mit der Selbsthilfegruppe. Zwischendurch häuften sich Schreibarbeiten in Hülle und Fülle.

Außerdem standen einige Rechtsanwaltbesuche an, denn die Klageschrift gegen das Krankenhaus lief auf vollen Touren. Mehrere Gutachten mussten eingeholt werden. Dies belastete mich sehr, denn immer wieder wurde alles Erlebte aufgewühlt. Mein Bauch war nach über einem Jahr immer noch hart und taub oder besser ausgedrückt gefühllos. Nachts lag ich völlig erschöpft im Bett, konnte jedoch oftmals nur nach Einnahme von Schmerz- und Schlafmittel einschlafen. Mein Gehirn kam nicht zur Ruhe, aber mir war bewusst, bei diesem ‚Programm' war das ja kein Wunder.

Mitte des Jahres zogen die Mieter unserer Einliegerwohnung aus. Wir veranstalteten den ersten Garagentrödel. Viel Aussortiertes wartete auf Besitzerwechsel. Es tat richtig weh, sich von so vielen Sachen aus Platzmangel trennen zu müssen. Inventar auf den Müll zu werfen, dafür konnten wir uns nicht entschließen. Dann lieber verschenken oder vielleicht noch „ein paar Kröten" zu erhalten, war ein befriedigender Gedanke. Zwei Monate später veranstalteten wir das zweite Gebrauchswarenangebot.

Als unangenehme Begleiterscheinung kann man die zahlreichen Hausbesichtigungen der Kaufinteressenten beurteilen. Oft hatten wir den

Eindruck, die Leute kommen nur um zu schauen, wie die Aufteilung und Einrichtung ist. Die jüngeren Ehepaare, meist beide berufstätig, bemängelten den großen Garten. Eine kleine, evtl. noch betonierte Terrasse, zum Sonnen würde völlig ausreichend sein, denn wer soll denn die Arbeit machen? Der Zuschnitt muss halt für die neue Familie passen, trösteten wir uns.

Im September ging mit Hochdruck der Innenausbau unserer zukünftigen Wohnung los. Die Auswahl der Fliesen und die Einrichtung im Sanitärbereich standen an. Für welchen Fußboden entscheiden wir uns: Parkett, Laminat, Fliesen oder Teppichboden? Wo sollen die Steckdosen und Lichtschalter platziert werden? Sollen die Wände gestrichen oder tapeziert werden?

Mit absolut großer Sorge betrachteten wir die Situation: Es stand immer noch kein konkreter Hausverkauf fest — und in einem Vierteljahr war der Umzug geplant. Diese Unsicherheit kratzte ganz gewaltig an unserem „Nervenkostüm". Wie schon vor einem Jahr, meldete ich mich bei meinem Hausarzt zu einer mehrwöchigen Akupunkturbehandlung an. Ich war guter Hoffnung, die gesamten

Muskelschmerzen damit beeinflussen zu können. Zudem musste ich mich wieder ausgiebig mit Entspannungsübungen befassen.

Etwa im Oktober hatten wir plötzlich gleich zwei hartnäckige Kaufinteressenten für unser Grundstück. Wir entschieden uns für ein Ehepaar mit 2 Söhnen und den Eltern. Für diese Familie passte der Zuschnitt ideal. Nach Klärung der Finanzen war der Verkauf perfekt. Auch bezüglich der Terminierung der Hausübergabe konnten wir uns problemlos einigen.

Große Schwierigkeiten kamen Ende November noch auf uns zu. Der Sohn, welcher uns seit etwa einem halben Jahr hoch und heilig versprochen hatte, sich bis Dezember ein eigenes Domizil zu suchen, schaffte es, uns mit einem Suizidversuch in ein emotionelles Tief zu stürzen. Die mehrfach durch uns angebotene Hilfe hatte er immer wieder abgelehnt. Die uns gegenüber geäußerte Erklärung, sein in Kürze anstehender Umzug in eine von ihm angeblich angemietete Wohnung, war ein von ihm selbst erfundenes Hirngespinst. So Leid es uns tat, jetzt mussten wir zwangsvolle Maßnahmen ergreifen.

Wir waren der Verzweiflung nahe, aber es gab keinen Weg zurück! Der neue Hausbesitzer plante ja ebenfalls bis Ende des Jahres seinen Einzug.

Am 13. Dezember 2002 war es soweit. Mit großer Unterstützung einiger Familienmitglieder und Bekannter, begann die Phase unseres eigenen Umzuges. Es war ein sehr brisanter Einschnitt unseres Lebensweges. Tagelang war alles sehr ungemütlich und anstrengend. Jedoch das Ziel, bis Weihnachten im Großen und Ganzen alles überstanden zu haben, gab uns Kraft.

Der Mensch kann

nicht zu neuen Ufern aufbrechen,

wenn er nicht den Mut aufbringt,

die alten zu verlassen.

(André Gide)

Aufarbeitungsphase

Die Umorientierung war nicht einfach. Der Jahreswechsel verging wie im Fluge. Vom Haus in eine Wohnung zu ziehen erfordert so manches Geschick, alles ‚Liebgewonnene' unterzubringen. Wir hatten uns doch schon von so vielen Sachen getrennt — und immer wieder von neuem versuchten wir zu reduzieren. Na ja, wir haben jetzt mehr Zeit und werden bestimmt noch einiges aussortieren!

Im Moment waren wir auch noch überwiegend mit allerlei Schreibkram beschäftigt. An was man alles denken muss! Da wir eine der Ersten waren, die in unserem neuen Haus einzogen, verfolgten wir so nach und nach den Zuzug der anderen Mitbewohner. Wir stellten fest, dass die meisten Leute aus ähnlichen altersbedingten Gründen hier einzogen. Nach dem Motto: „behindertengerecht den Lebensabend genießen". So nach und nach lernte jeder jeden kennen.

Immer wieder machte sich Wehmut breit. Haben wir den richtigen Schritt in die richtige Richtung gemacht? Wenn diese Zweifel auftraten (wie bei anderen Hausbewohnern auch) kam man schnell zu der Erkenntnis: „Ja, wie lange hätten wir denn warten sollen, jetzt ist vieles einfacher und bequemer!" Es war doch schon lange unser Erstreben, uns von den körperlich schweren Arbeiten zu trennen und uns weitgehend auf schöne geistige Tätigkeiten umzusatteln. Täglich erinnerten wir uns gegenseitig daran, was wir alles heute im Haus hätten tun müssen.

Ein ganz entscheidendes Problem stand weiterhin im Raum. Wie schaffen wir es, nervlich gesehen, ruhiger und ausgeglichener zu werden? Die Sorgen und Nöte der letzten Zeit kann man nicht so einfach aus dem Gehirn streichen. Wir strebten an, uns hin und wieder erholsame Tage einzurichten. Mit regelmäßigen Thermalbadbesuchen oder auch kleinen Kurzreisen schöpften wir neue Kraft, kamen auf andere Gedanken und der Ideenreichtum des positiven Denkens wurde gefördert.

Mein gesundheitlicher Zustand ließ noch sehr zu wünschen übrig. Aber dennoch bemerkte ich, es gab zwischendurch Tage an denen es mir besser ging und dann fiel ich wieder in ein Loch. Bei oft kleinen außergewöhnlichen Belastungen, zum Beispiel schnelles Aufstehen oder mehrmaligem Richtungswechsel beim Gehen wurde mir übel, ein regelrechter Schwächeanfall überkam mich. Meist nach dem Frühstück fiel mein Blutdruck urplötzlich in den Keller und ich musste mich schnell hinlegen. Ich hatte das Gefühl, als wenn das Blut aus meinen Lippen bzw. ganzen Kopf wich. Dieser Zustand dauerte bestimmt 1 – 2 Stunden an. Dann merkte ich, dass sich langsam eine leichte Wärme im Körper breit machte und ich fühlte mich wieder normal. Dieser Zustand war sehr unangenehm. Hatten mein Mann und ich einen festen Termin, war es stets ungewiss, ob wir diesen einhalten konnten.

Am schlimmsten war für mich die Angst, die sich ganz automatisch einschlich. Ich konnte nichts dagegen tun! Natürlich gingen mir die schrecklichsten Gedanken durch den Kopf. Was ist das? Was ist der Auslöser? Komme ich jemals wieder auf die Beine? Warum fühle ich mich nur so hundeelend? Wird das jemals besser? Was passiert, wenn wieder etwas mit meinem Bauch nicht richtig funktioniert? In welches Krankenhaus würde ich dann eingeliefert werden? Nein, nein, nein, das darf niemals passieren!

Es war ein nicht kalkulierbarer Kreislauf. Die Ängste und Sorgen nahm ich mit ins Bett und konnte schlecht schlafen. Der ganze Körper war verkrampft. Die regelmäßige Einnahme der starken Opioide verursachte Verstopfung, die dann wiederum nur mit anderen Mitteln bekämpft werden konnte. In ganz kleinen Schritten reduzierte ich die Medikation. Auch mit homöopathischen Mitteln startete ich einen Versuch. Ablenkung von negativen Einflüssen soll manchmal ebenso Wunder vollbringen. Das ist zwar ein gut gemeinter Ratschlag, ihn jedoch umzusetzen erfordert viel Disziplin.

In Kürze stand nun die entscheidende Gerichtsverhandlung gegen das Krankenhaus an. Je näher der Termin rückte, umso mieser fühlte ich mich. Mehr als drei Jahre waren seit dem ersten Aufsuchen des Rechtsanwaltes vergangen. Von den unterschiedlichsten Menschen, die meinen Werdegang verfolgt hatten, wurde mir damals eindringlich geraten, diesen Klageweg zu gehen. Da ich im Besitz einer Rechtsschutzversicherung war und diese auch die Kostenzusage erteilte, zumal der Anwalt sich eine große Sicherheit des Erfolges ausrechnete, stimmte ich diesem schweren Weg zu.

Die vielen Rechtsanwaltskonsultationen sowie schriftlichen Aufzeichnungen wühlten immer wieder das Geschehene auf. Außerdem wurde mir auferlegt, einige Gutachten bezüglich meines Gesundheitszustandes erstellen zu lassen. Bei diesen wurde ich allerdings um Vorkasse gebeten.

Auch vom Landgericht wurde natürlich ein Gutachter beauftragt. Es sollte zu der Frage, ob die aufgetretene Wundheilungsstörung auf ein fehlerhaftes Verhalten der Beklagten zurückzuführen sei, oder ob sie schicksalhaft war, Stellung genommen werden. Ebenso, ob eine zeitlich frühere begleitende antibiotische Therapie notwendig gewesen wäre, um von vornherein jeglichen Keiminfekt zu verhindern.

Der Gutachter erklärte: „Ich hätte vielleicht in der konkreten Situation anders gehandelt. Man hätte wohl auch einen Abstrich nehmen müssen, um festzustellen, um welche Keime es sich handelt, Hautkeime oder möglicherweise Darmkeime. Eine gezielte Antibiotikagabe wäre früher möglich gewesen, da es sich um eine sehr ernste Situation handelte. Ebenso können unsterile und unhygienische Verhältnisse zu solchen Infektionen führen. Es spricht eine gewisse Wahrscheinlichkeit dafür, dass das Keimspektrum bereits bei der ersten Operation im Körper vorhanden war. Ob später die Entzündung durch eine Fettgewebenekrose, aseptische Nekrose oder durch spätere bakterielle Infiltration entstanden ist, kann man heute nicht mehr feststellen. Die als schicksalhaft anzusehende postoperative Wundinfektion wurde konsequent und sorgfältig behandelt, so dass Schlimmeres bei einem potentiellen, auch tödlichem Ausgang dieses Krankheitsbildes hatte abgewendet werden können."

Im August 2003 fand die Hauptverhandlung vor dem Landgericht statt. An die 15 Zeugen waren geladen. Ich selbst fühlte mich absolut nicht in der Lage, an dieser Sitzung teilzunehmen. Im guten Glauben, mein Rechtsanwalt wird alles regeln, hielt ich mich im Hintergrund. Nach etwa zwei Stunden wurde ich aber trotzdem in den Gerichtssaal geordert. Vor Aufregung zitternd, beantwortete ich die mir gestellten Fragen. Plötzlich überkam mich ein Weinkrampf. Wie in Trance nahm ich meine Umgebung war. Heftige Diskussionen bezüglich der sterilen Tücher begannen. Lächerliche Bemerkungen vom Rechtsanwalt der Beklagten und auch vom Richter waren die Folge. Ich hatte nur einen Wunsch: „Raus!"

Urteil: Die Klage wird abgewiesen. Es war eine schicksalhafte Entwicklung, unhygienische

Zustände können nicht nachgewiesen werden. Entscheidungsgrund: Die Klägerin hat nicht den ihr obliegenden Nachweis geführt, dass seitens der Beklagten gegen die gebotene Hygiene verstoßen worden ist. (Meine Feststellung: Hatte mein Ehemann es versäumt, die aktuelle Situation fotografisch als Beweisgrundlage festzuhalten? Wäre ihm das zumutbar gewesen?)

Hätte ich dem bekannten Zitat glauben müssen: Eine Krähe hackt der anderen kein Auge aus!?

Den größten Fehler,

den man im Leben machen kann, ist,

immer Angst zu haben,

einen Fehler zu machen.

(Dietrich Bonhoeffer)

Neubeginn

Unter dieser Anspannung kann ich nicht weiterleben. Wir müssen alles verdrängen oder besser noch vergessen. Ich fasste einen Entschluss: „Diese gesamte Krankenakte werde ich vorläufig nicht mehr anpacken. Und auch von den Treffen mit der Selbsthilfegruppe der Fibromyalgieerkrankten werde ich mich trennen."

Keiner kann uns hindern, uns nun auf die „schönen Dinge des Lebens" zu konzentrieren. Wir haben ein gemütliches Heim und haben doch jetzt Zeit, öfter mal einen kleinen Ausflug zu unternehmen, um auf andere Gedanken zu kommen. Unsere Hobbys, Fotografieren und Filmen, werden wir intensivieren. Und somit ist eine eventuell im fortgeschrittenen Alter eintretende Langeweile ausgeschlossen.

Meist spontan, wenn wir uns einigermaßen wohl fühlten, setzten wir uns ins Auto, suchten uns ein Ziel in der näheren Umgebung aus, und kehrten abends zufrieden wieder zurück. Auch nahmen wir verstärkt Kontakt zu Bekannten und Freunden auf, die wir in den letzten Jahren vernachlässigt hatten. Gegenseitige Besuche wurden vereinbart. Außerdem hatten wir ja unsere Kinder und Enkelkinder, mit denen wir regelmäßigen Umgang pflegten.

Des Weiteren stellten wir fest, dass wir in unserem neuen Wohnhaus eine hervorragende Hausgemeinschaft (16 Wohnungen) haben. Mein Ehemann zählt zum Beirat der Eigentümergemeinschaft und wird somit hie und da mal gefordert. Hilfsbereitschaft für kleinere Probleme versteht sich von selbst. Wir verfügen im Erdgeschoß über einen komplett eingerichteten Gemeinschaftsraum mit Küche und Toilette. Diesen können alle Bewohner bei Bedarf nutzen. Um sich etwas näher kennen zu lernen, organisierten wir zwischendurch zum Beispiel mal ein Frühlingsfest bzw. eine Adventsfeier. Diese Art der Zusammenkünfte wurde gern, mit Unterstützung eines kleinen Obolus, angenommen. Auch wenn mal ein runder Geburtstag anstand und der Jubilar hatte Lust einzuladen, traf man sich für ein paar nette Stunden.

Eines Tages, hatte mein Ehemann eine grandiose Idee. Wir sind im Besitz eines sogenannten Beamers. Das ist ein Projektor mit dem man ein Video oder eine DVD auf Großleinwand übertragen kann. „Wir haben so schöne selbst gefertigte Reisefilme. Sollen wir nicht mal zu einer Filmvorführung einladen? Die älteren Mitbewohner hier im Hause, die selbst nicht mehr wegfahren können, werden sich vielleicht freuen und sich eventuell an selbst erlebte Reisen erinnern."

Gesagt, getan! Mein Mann erfuhr guten Zuspruch und somit bekam die Film-produzierung für ihn selbst auch noch mehr Sinn. In der Folgezeit war er eifrig damit beschäftigt, auch aus ganz alten Bildern und Videoaufnahmen, etwa viertel- oder halb-stündige lebendige Filmchen mit musikalischer Untermalung zu fertigen. Besonders guten Anklang finden kleine Kurzfilme, hergestellt von Fotomaterial, anlässlich einer jeweiligen Geburtstagsfeier hier im Hause.

Im November 2004, als sich hier die ersten nasskalten Tage breit machten, verwirklichten wir einen schon langjährigen Wunsch: Eine Schiffskreuzfahrt ins östliche Mittelmeer. Ein Flugzeug brachte uns nach Venedig. Das Gepäck hatten wir zwei Tage vorher von zuhause abholen lassen, um es auf der Schiffskabine wieder vorzufinden. Gewisse Zweifel unsererseits bestanden schon, es hat aber wunderbar funktioniert. Ach, tat das gut —

sich nun mal 12 Tage lang verwöhnen zu lassen. Wir gingen in Venedig mit etwa 700 Passagieren an Bord der ‚Delphin Renaissance' und waren beeindruckt von dem Flair dieses Kreuzfahrtschiffes. Von Anfang an fühlten wir uns pudelwohl. Mit der wunderschönen Begleitmelodie „It's time to say goodbye" verließen wir den Hafen von Venedig und nahmen Kurs auf Dubrovnic. Dann ging es weiter über Katakalon nach Alexandria, mit Ausflug zu den Pyramiden in Kairo und ins ägyptische Museum. Unsere nächsten Ziele waren Zypern, Antalya und Rhodos. Dann fuhren wir durch den Golf von Messina und endeten die Schiffsreise in Monaco. Nun flogen wir wieder zurück in die Heimat. Die Koffer brachte man uns zwei Tage später ins Haus. Es war ein wunderschönes Erlebnis, ohne Belastung, denn wir hatten uns ja ausnahmslos nur um das Handgepäck zu kümmern!

Eine ganze Menge Filmmaterial von dieser Reise wollte nun bearbeitet werden. Wochenlang waren wir damit beschäftigt, eine Dokumentation zu fertigen, denn zum nächsten Frühlingsfest beabsichtigten wir, diese dann auf Großleinwand vorzuführen. Unsere Hausgemeinschaft freute sich schon darauf.

Im Januar 2005 musste ich mich allerdings wieder mal für 6 Tage ins Krankenhaus zur vierten Venenoperation beider Beine begeben. Ich wählte absichtlich diesen Termin im Winter, denn im Juni hatten wir eine Flusskreuzfahrt von Moskau nach St. Petersburg geplant. So hatte ich genügend Zeit, um wieder fit zu werden.

So langsam schien es sich in meinem Kopf zu festigen: ein abwechslungsreicher Alltag lenkt ab! Was hatte sich geändert? Eigentlich doch gar nichts. Oh doch — wir versuchten uns Ziele zu stecken, um unserem Leben zwischendurch mal einen Höhepunkt zu verschaffen. Und während diesen Zeiten hatten Krankheit und Schmerzen keinen Platz!

„Wenn wir die Welt

von unseren Schultern nehmen,

bemerken wir,

dass sie nicht fällt."

(John Cage)

Zeit der Orientierung

Der Alltag war und blieb momentan ziemlich ausgelastet. Ein Blick in meinen Kalender ließ mich so manchmal erschrecken. Es gibt kaum eine Woche im Jahr, in der nicht irgendjemand Geburtstag, Hochzeitstag oder sonst ein Jubiläum hat. Oft sind auch gleich mehrere dieser Ereignisse zu verzeichnen. Na ja, bei so einem großen Verwandten-, Freundes- und Bekanntenkreis bleibt das ja auch nicht aus. Natürlich werden wir nicht zu jedem Fest eingeladen, jedoch eine Gratulation zu übermitteln, das gehört sich eben so! Und da fängt auch schon wieder ein gewisser Druck an: „Bloß nichts vergessen."

Dazu kommen die vielen wiederkehrenden häuslichen Verpflichtungen: Arzt-, Frisör- und sonstige Pflegetermine, Krankenbesuche oder sogar Sterbefälle. Letztere häufen sich in unserer Altersgruppe an, das ist einfach nicht von der Hand zu weisen. Es ist zwar sehr traurig und oft unfassbar, aber trotz alledem darf man es nicht allzu sehr an sich heranlassen. Ein jedes Leben hat eben auch mal ein Ende. Es ist halt nur ein relativ kurzer Besuch auf Erden.

Darum sollte man sich freuen – egal ob es regnet, stürmt oder schneit – wenn man morgens am Frühstückstisch sitzt und sagen kann: „Hallo liebe Welt, fröhlich bin ich aufgewacht, lass' uns den Tag vollbringen. Mal sehen, was er uns bringt!" Kein Mensch weiß, was morgen sein wird.

Sorgen und Ängste im privaten Bereich häuften sich in unserer Familie extrem an. In dem Moment, wenn Kinder und Enkelkinder betroffen sind, tut das besonders weh. Man will helfen, kann aber nicht. Das sind Schmerzen einer anderen Art, die nur derjenige mitempfinden kann, der selbst Kinder hat. Obwohl uns bewusst war, unsere Kinder sind eine „erwachsene Generation" und selbst für sich verantwortlich, durchliefen unsere Gedanken ein Höllental. Das einzig positive war, wir konnten uns gegenseitig aussprechen, beruhigen und trösten.

Im Herbst 2005 ließ ich eine Augenoperation durchführen — Grauer und Grüner Star. Es wurde festgestellt, dass ich auf einem Auge einen Augeninfarkt hatte. Dem Glaukom wurde Einhalt geboten und mit regelmäßigem Tropfen bleibt der Augendruck im akzeptablen Bereich. Zwischendurch erwischte ich mich bei dem

Gedanken: Wenn ich nun plötzlich das Augenlicht verliere? Finde ich mich in meinem Haushalt zurecht? Wieviel Schritte sind es vom Tisch zum Bett usw. …? Kann ich sonst noch irgendwie vorsorgen? Ein ähnlicher Fall war vor kurzem einem alleinstehenden älteren Herrn in unserer Hausgemeinschaft widerfahren. Über Nacht hatte ihn die Blindheit überfallen.

Der nächste Gedanke: Wer weiß, ob aufgrund meiner erblich und genetisch vorhandenen Venenerkrankung nicht Knall auf Fall die Situation eintritt, dass ich im Rollstuhl sitze? Die Wahrscheinlichkeit ist ziemlich groß. Da muss ich an meine Mutter denken, die vor ihrem Tod noch amputiert werden musste. Hier, in unserem neuen Heim, ist alles behinderten-gerecht ausgerichtet.

Bei solchen Überlegungen waren wir sofort davon überzeugt: Wir haben den richtigen Schritt in die richtige Richtung gemacht. Sollte einer von uns überraschend zu einem Pflegefall werden, sind wir im Moment guten Glaubens, dies in den eigenen Räumen meistern zu können. Jetzt, im fortgeschrittenen Alter, muss man sich einfach mal vor Augen halten: alles zu seiner Zeit! Die aktiven Lebensjahre liegen hinter uns, nun wollen wir es in Ruhe ausklingen lassen!

„Lass uns doch noch einmal eine schöne Reise machen" meinte eines Tages mein Mann. „Namibia und Südafrika wäre doch mal etwas ganz anderes. Aber wenn, dann möglichst bald, sonst schaffen wir das nicht mehr." Im Juni 2006 haben wir uns diesen Traumurlaub erfüllt. Es war zwar doch ziemlich anstrengend – auch für meinen Ehemann – diese schönen Eindrücke kann uns jedoch keiner mehr nehmen. Und außerdem hatten wir nun wieder ausreichend neues Foto- und Videomaterial, um unserem Hobby „Filmgestaltung" nachzukommen.

Wir gewöhnten uns an, die Tage und Wochen nach unserem persönlichen Befinden zu gestalten. Es steht doch keiner hinter einem und sagt „du musst das tun". Alles was man tut macht man doch freiwillig. Zum Beispiel: Nach einem anstrengenden Tag und kurzer Nacht, stehe ich völlig gerädert auf. Warum stehe ich auf und arbeite? Keiner zwingt mich! **Ja aber**, wenn ich nicht aufstehe und arbeite, dann schaffe ich mein Pensum nicht. Keiner zwingt dich dazu! **Ja aber**, wir wollen doch dies oder jenes fertig bringen. Na und — wäre es denn so schlimm wenn mal etwas liegen bleibt? **Ja aber**, dann gerät ja die ganze anerzogene Ordnung durcheinander.

Bei dieser Erkenntnis fiel mir auch wieder eine Aussage eines Arztes ein: „Sie leben mit einer contradepressiv-zwanghaft leistungsbetonten Persönlichkeitsstruktur, typisch für das Krankheitsbild Fibromyalgie!" Nun schleicht sich ganz automatisch meine Antwort in den Sinn: „**Ja aber**, wie kann ich dieses Verhalten denn ablegen? Mit intensiver Ablenkung und Konzentration auf neue, interessante Tätigkeiten, wäre vielleicht eine Idee!"

Nun fing ich an mit Hilfe unseres PC's das Internet zu erkunden. Hier konnte ich stundenlang die Welt erobern. Ich vergaß Zeit und Raum und war fasziniert von den Möglichkeiten der Recherchen. Mittlerweile hatten wir eine sogenannte Flatrate, somit spielte es überhaupt keine Rolle mehr, wie oft und wie lange ich „surfte". Fazit: der Computer ist nicht nur eine moderne Schreibmaschine und Archivierungsgerät für Bilder und Schriftstücke, sondern auch ein Suchgerät für alle wissenswerten Informationen eines jeglichen Fachgebietes. Man lernt ja schließlich im Leben noch immer etwas dazu. Die Einstellung „ach, dafür bin ich zu alt, das begreife ich doch nicht mehr" haben wir beiseite gelegt. Todunglücklich bin ich nur, wenn dieses technische Gerät mal nicht funktioniert. Das passiert leider zwischendurch immer wieder. Dann muss man nach fremder Hilfe suchen, die man meist aber schlecht findet. Ergo: selbst ist der Mann bzw. die Frau! Und irgendwie schafft man es dann auch.

So hat es sich ergeben, dass sich gewisse Probleme und Sorgen in eine andere Richtung bewegten. Man muss auch mal Prioritäten setzen. Was ist mir wichtiger: unseren vielleicht nur noch zeitlich begrenzten Lebensabend mit einer positiven „Fütterung des Geistes" zu bestücken, oder sich mit der Suche einer Lösung von negativen Problemfällen zu befassen?

Ist es egoistisch zu denken, wir müssen in unserem Alter auf uns selbst aufpassen, es muss auch schon mal ohne unsere Hilfe weitergehen?

Aktive Veränderung

Den Jahreswechsel 2006/2007 hatten wir mit den besten Vorsätzen in Ruhe vollzogen. Im März sollte unsere nächste große Filmvorführung stattfinden, die schon mit Spannung erwartet wurde. Nicht nur die Hausbewohner zeigten Interesse, auch im Freundes- und Bekanntenkreis hatte sich unser Hobby herumgesprochen.

Ein ehemaliger Kollege meines Mannes (1 Jahr jünger als er) sprach uns eines Tages an und meinte: „So eine Schiffsreise würden meine Frau und ich auch gerne mal machen. Solltet ihr mal wieder planen, würden wir uns gerne anschließen, wenn ihr nichts dagegen habt. Bis jetzt haben wir unser ganzes Leben lang immer nur Urlaub mit dem Wohnwagen gemacht." Unsere Antwort kam relativ spontan: „Im November beabsichtigen wir eine Kreuzfahrt ins westliche Mittelmeer. Wenn ihr Lust habt, lasst uns buchen!" Alles ging schnell und wurde perfekt geplant.

Vier Wochen später jedoch (Anfang April) verstarb dieser Kollege ziemlich plötzlich. Wir waren sehr schockiert, konnten es einfach nicht begreifen. So schnell kann es gehen — aus heiterem Himmel. Aber, wie schon einmal erwähnt, in dieser Kategorie des Alters wird man immer öfter damit konfrontiert. Auch in unserem Hause, mit 16 Wohnparteien, hatte sich in den letzten 5 Jahren schon vieles verändert, fünf Personen waren gestorben und eine Dame kam in ein Pflegeheim. Hautnah erlebten wir Situationen, die in früheren Jahren so fern waren. Und somit ist es nicht von der Hand zu weisen, dass man sich mit dem eigenen Tod immer mehr gedanklich beschäftigt. Erzeugt dies Angst? So kann man es nicht ausdrücken, vielmehr Ehrfurcht. Der Tod ist nun mal Bestandteil eines Lebens.

So traurig es alles war, die Witwe stornierte diese Reisebuchung nicht, denn in Gedanken würden wir ihren Mann ja bei seinem letzten Willen mitnehmen. Es war ja schließlich auch noch ein gutes halbes Jahr Zeit bis dahin.
Auch mein Ehemann kränkelte hie und da, ich machte mir sehr große Sorgen um ihn. Hat ihn das traurige Ereignis so getroffen? Um Abstand zu gewinnen, machten wir eine 3-Tage-Busreise an die Nordsee. Das tat uns beiden gut.

Im Laufe des letzten Jahres hatte ich es geschafft, die starken Schmerzmittel peu à peu abzusetzen. Daraufhin normalisierte sich auch wieder mein Stuhlgang. Nur für den äußersten Notfall hielt ich noch Tropfen bereit. Schmerzfrei war ich dennoch nie. Sie waren lediglich im einigermaßen zu ertragenen Bereich. Und — ich weiß nicht genau wie ich es ausdrücken soll: Ich habe gelernt, meine Schmerzen mit Missachtung zu bestrafen! Wie man das macht? Ich lenke mein Unterbewusstsein ab, volle Konzentration in eine andere Richtung!

Ich selbst durfte auf keinen Fall krank werden. Im nächsten Jahr stand ja der 80. Geburtstag meines Mannes an. Ein schönes Fest sollte es werden. Wir beschäftigten uns nun intensiv mit der Produzierung eines halbstündigen Filmes, anhand von Fotos und Videoaufnahmen über sein gesamtes Leben. Diesen beabsichtigten wir, dann allen geladenen Gästen auf Großleinwand vorzuführen. Die Planungen und Vorbereitungen liefen auf Hochtouren. Die Zeit würde bis dahin wie im Fluge vergehen, dachte ich mir.

Und so war es dann auch. Ende April 2008 fand die große Feier für Verwandte, Bekannte und Freunde statt, vier Tage später noch ein zweites Fest für alle Hausmitbewohner.

Den Rest des Jahres 2008 würden wir am liebsten streichen und vergessen. Mehrere Todesfälle im privaten Bereich brauchten viel Kraft, um verarbeitet zu werden. Man wird in ein tiefes Loch gerissen und meint, alles Negative nicht mehr bewältigen zu können. Die Gefahr bestand, sich in ein Schneckenhaus zu verkriechen und nichts mehr sehen und hören zu wollen. Selbst tröstende Worte taten manchmal weh. Aber dann kommt plötzlich die Einsicht: das Leben geht weiter …!
Und es war auch gut, dass sich mein Mann und ich zu jeder Zeit gegenseitig intensiven Beistand leisten konnten.

Irgendwann hatte ich mal einen Ausspruch gehört:
> Wird's besser?
> Wird's schlimmer?
> fragt man alljährlich.
> Seien wir ehrlich:
> Leben ist immer
> lebensgefährlich!

Wir setzten unsere Erkenntnis „Ablenkung hilft" ein. Für das Jahr 2009 veranschlagten wir eine Wohnraumrenovierung. Unsere große Couch war verschlissen und sollte durch eine etwas kleinere ersetzt werden. Na ja, dann passt der riesige, konservative Eichenschrank auch nicht mehr dazu. Etwas ‚Zierlicheres' reicht für uns beide doch völlig aus. Man empfiehlt doch immer die Räume nicht so zuzustellen: „weniger ist mehr, das Zimmer wird luftiger und freier". Das Ergebnis: wir waren vollauf beschäftigt mit Ideen und Planungen. Bei dieser Umgestaltung ließ es sich nicht umgehen, dass auch der Maler und Anstreicher Einzug halten musste. Wir wohnten jetzt im siebten Jahr hier, also ist das auch kein Luxus. Und wenn er dann schon mal hier ist, kann er ja nach und nach die ganze Wohnung renovieren. Dieses ganze Prozedere zog sich dann über Monate hin und war auch mit viel Arbeit verbunden.

Zur Entspannung erlaubten wir uns etwa alle zwei Monate mal einen Wochenendausflug.

Während dieser turbulenten Zeit, ging mir so vieles durch den Kopf. Was habe ich schon alles erlebt? Gute Zeiten – schlechte Zeiten! War ich mit meinem Leben zufrieden? Man könnte ein Buch schreiben! Oder sogar Bücher? „Warum tust du das denn nicht", meinte mein Mann. „Dann mach dir doch mal Notizen über das was dir so gerade einfällt."

Ich erinnerte mich plötzlich an die letzten Jahre, als meine Mutter noch lebte. Wie oft habe ich sie gebeten, etwas aus ihrem Leben aufzuschreiben. Sie hat es nie getan. Jetzt ist sie schon elf Jahre tot. Ich kann sie nie mehr fragen. Nun bin ich das Schlusslicht der Vergangenheit. Warten meine Kinder ebenfalls auf eine Niederschrift meiner Erlebnisse und Erfahrungen?

Schlussfolgerung

Infolge des Rückblicks und der Aufarbeitung meines Lebens aus gesundheitlicher Sicht, komme ich heute zu der Feststellung, dass sich **„meine Fibromyalgie"** eventuell aus vielen aneinander gereihten, schicksalhaften Erlebnissen entwickelt haben könnte. (Vergleich mit einzelnen Dominosteinen)

Von Kindheit an völlig überfordert, wollte und musste ich alles allein bewältigen. War es vielleicht anerzogenes Pflichtgefühl? Trotz vieler dummer Sprüche oder sonstigen Stolpersteinen habe ich es geschafft, mich durch die Lebensjahre zu kämpfen. Ich habe sehr früh in meinem Leben gelernt, dass ich mich durchbeißen soll und musste!

Oft wurde mir gesagt: Das charakteristische und typische an der Fibromyalgieerkrankung ist, dass es meist Menschen mit überdurchschnittlichem Verantwortungsgefühl trifft.
Wirklich nachempfinden kann das niemand, selbst wenn es Menschen gibt, die versuchen zu verstehen. Man fühlt sich mit dieser Krankheit (Fibromyalgie) sehr allein gelassen!

Von denen die nicht wissen was eine Fibromyalgie ist, oder noch schlimmer, diejenigen die glauben man wäre ein Simulant, wissen gar nicht was sie da sagen.

Es kann sein, dass ich eine Person bin, der man ein Leiden noch nie angesehen hat.
Und was man nicht sieht das gibt es nicht, so einfach ist das!
Hätte ich zum Beispiel einen Gipsverband am Arm oder Bein, wäre das wohl etwas anderes. Ein Mitgefühl nach einem eventuellen Unfall wäre Selbstverständlichkeit.
Es ist nicht zu verstehen warum man den Kopf unter dem Arm tragen muss, damit Arbeitgeber, zum Teil auch Ärzte, oder sogar Freunde, einem Glauben schenken.

Ich philosophiere mal weiter:
Warum kann mir mein Arzt nicht helfen?
Er blickt in die Krankenakte und weiß ja nur, wann ich den letzten Husten und Schnupfen hatte.
Die individuelle Beschwerdesymptomatik kann er ja gar nicht kennen, weil er sie nicht weiß.
Wer macht sich denn schon mal die Mühe zuzuhören.
(Die meisten Ärzte haben auch oft keine Zeit.)

Wenn man eine geschilderte Beschwerde mit einem Dominostein vergleicht, wie schnell bildet sich auf einmal eine Kette.

Wieso, weshalb, warum
ist das Leben sooo kompliziert?
Was mich traurig macht:
Das Leben ist so kurz,
die Lösung kommt so spät!
Wieso, weshalb, warum?

Vieles hat sich inzwischen getan, verändert und mein Leben in eine ganz andere Richtung gelenkt. Trotz alledem muss ich leider sagen, ein existierender Grundschmerz ist immer da. Mal mehr, mal weniger, auch jahreszeitbedingt. Auch wenn es mir keiner ansieht.

Glaub an Liebe, Wunder und Glück

schau nach vorn und nie zurück.

Tu was du willst, aber steh dazu

denn dieses Leben lebst nur du.

Weitere Veröffentlichung von E. Neeff

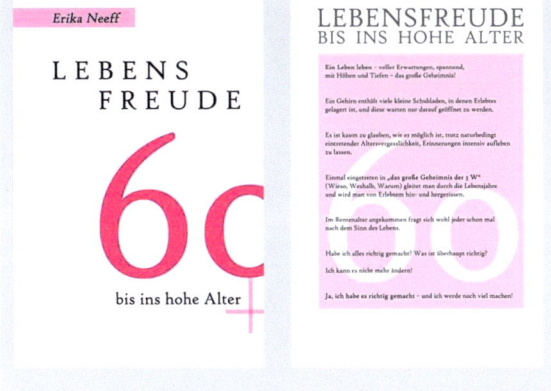

Endlich Ruhestand: Jetzt ist er da! – Wer? – Der Tag an dem ich ausschlafen kann. Kein Termin treibt mich. Ich kann tun und lassen was und wann ich will! Und wenn ich keine Lust habe, dann ist ja morgen auch noch ein Tag! Wie lange habe ich mir das gewünscht und oft kamen die Zweifel auf, ob ich diesen Tag wohl erleben werde. Na und – jetzt ist er da, heiß ersehnt und keiner nimmt ihn mir weg! Im Rentenalter angekommen fragt sich wohl jeder schon mal nach dem Sinn des Lebens. Habe ich alles richtig gemacht? Was möchte ich ändern oder verbessern? Was ist überhaupt richtig?

„Lebensfreude 60 bis ins hohe Alter"
ISBN 978-3-8391-4695-8   172 Seiten   12,70 €